健康運動指導士試験 パーフェクト予想問題集

［編集］野田哲由　仲　立貴

文光堂

● 編　集

野田　哲由　　SBC 東京医療大学教授

仲　　立貴　　至学館大学教授

● 執筆者一覧（執筆順）

仲　　立貴　　至学館大学教授

涌井佐和子　　順天堂大学先任准教授

上岡　尚代　　SBC 東京医療大学教授

髙見　京太　　法政大学教授

角田　佳貴　　SBC 東京医療大学助教

井上　哲朗　　国際武道大学教授

田辺　達磨　　SBC 東京医療大学講師

橋本　和幸　　相模女子大学教授

真野　芳彦　　仙台大学准教授

序

　『健康運動指導士試験 要点整理と実践問題』通称 "赤本" の姉妹本として本書『健康運動指導士試験パーフェクト予想問題集』通称 "青本" を出版いたしました.

　"赤本" は参考書的な要素が強く，テキスト（『健康運動指導士養成講習会テキスト』）を理解したり整理したりすることに優れていましたが，掲載されている問題数が少ないことから，問題を解く練習が限られるという弱点がありました.そこで，"青本" は『問題を解く』だけに特化し，章・節ごとに分けて，基本的に1節5問ずつ問題を掲載しています.テキストは80節（15章）ありますので，全部で400問です.また巻末には本番に備えて模擬問題を2種類掲載しました.模擬問題の各章からの出題問題数は本番の試験を踏まえたものになっています.

　各章の出題はそれぞれの専門分野の先生にお願いをしました.いずれの大学も高い合格率と多くの合格者を輩出しておられる健康運動指導士の養成校の先生方です.

　なお，本番の試験では，「正しいものを選べ」か「正しい組み合わせを選べ」という問題しか出題されませんが，本書は知識を深めるために，「誤っているものを選べ」という問題も出題しています.

　本書が筆記試験合格の一助となれば幸いですし，学び得た知識を指導現場で活用いただければこのうえなく嬉しく思います.

2025年4月

至学館大学

仲　立貴

【本書の使い方】

　1つの節（基本的に5問）を下記の手順で4回解いてください．どの節から始めても構いません．自分の得意なところや好きなところから始めてください．

1回目：何も見ないで解く（現在の実力がわかる）．

2回目：その節のテキストを読んだ後，何も見ないで解く（テキストの理解度がわかる）．

3回目：テキストを見ながら解く（テキストのどこに書いてあるかわかる）．テキストにマーカーしてもよい．

4回目：日にちを空けて解く（忘れてないかの確認）．

〈ペース〉

　1週間に1節ずつ進めると80週で終わります（+模擬問題）．

　1週間に2節ずつ進めると40週で終わります（+模擬問題）．

　1つの章が終わったら，そのなかの節を振り返ってください．忘れないためです．

　受験を目指すご自身の試験日までに残された時間で余裕をもって決めてください．

目　次

第 **1** 章	**健康管理概論**	1
第 **2** 章	**健康づくり施策概論**	11
第 **3** 章	**生活習慣病（NCDs）**	21
第 **4** 章	**運動生理学**	51
第 **5** 章	**機能解剖とバイオメカニクス（運動・動作の力源）**	69
第 **6** 章	**健康づくり運動の理論**	83
第 **7** 章	**運動傷害と予防**	105
第 **8** 章	**体力測定と評価**	113
第 **9** 章	**健康づくり運動の実際**	129
第 **10** 章	**救急処置**	149
第 **11** 章	**運動プログラムの実際**	159
第 **12** 章	**運動負荷試験**	181
第 **13** 章	**運動行動変容の理論と実際**	191
第 **14** 章	**運動とこころの健康増進**	199
第 **15** 章	**栄養摂取と運動**	207
模擬問題 1		223
模擬問題 2		261

第 **1** 章

健康管理概論

1-1　健康の概念と制度
1-2　生活習慣病（NCDs）概論と特定健診・保健指導
1-3　介護予防概論

（仲　立貴）

1-1

第1章 健康管理概論

1 健康の定義とヘルスプロモーションに関する記述で正しいものの組み合わせはどれか．1つ選べ．

a．健康とは，病気あるいは虚弱でないということである．

b．1978年に，目標を「Health for all：すべての人に健康を」としたオタワ憲章が提唱された．

c．プライマリ・ヘルスケアとは，地域に住む個人や家族があまねく受け得る基本的保健ケアのことである．

d．アルマ・アタ宣言が提唱された頃，わが国では第1次国民健康づくり運動が開始された．

ア a・b　　**イ** b・c　　**ウ** c・d　　**エ** a・d

2 健康の定義とわが国の健康づくり施策に関する記述で正しいものの組み合わせはどれか．1つ選べ．

a．わが国における健康づくり施策は，第1次国民健康づくり運動，アクティブ80ヘルスプラン，健康日本21，トータルヘルスプロモーションプランなどが挙げられる．

b．健康日本21（第二次）や健康日本21（第三次）では，健康づくりの基本的要素は個人の生活習慣（ライフスタイル）であるとした．

c．健康日本21では，社会環境へのアプローチも重要視している．

d．健康とは，肉体的，精神的，社会的に完全に良好な状態である．

ア a・b　　**イ** b・c　　**ウ** c・d　　**エ** a・d

解 答・解 説

1：ウ
　a．健康とは，肉体的，精神的，社会的に完全に良好な状態である．
　b．オタワ憲章→アルマ・アタ宣言

2：エ
　b．健康日本21（第二次）や健康日本21（第三次）→健康日本21
　c．健康日本21→健康日本21（第二次）や健康日本21（第三次）

2

3 **予防医学に関する記述で正しいものはどれか. 1つ選べ.**

a 0次予防の予防の手段は健康増進と特異的予防である.

b 一次予防の予防の手段は早期発見, 早期治療である.

c 二次予防の予防の手段は能力低下防止と治癒およびリハビリテーションである.

d 健康日本21は, 一次予防に重点をおいた施策である.

4 **集団の健康指標に関する記述で正しいものはどれか. 1つ選べ.**

a 粗死亡率＝死亡者数/人口×1,000 (または100,000)

b 人口の高齢化が進むと粗死亡率は低くなる.

c 年齢調整乳児死亡率＝生後1年未満の死亡者数/出生数×1,000

d 乳児死亡率＝生後3年未満の死亡者数/出生数×1,000

解答・解説

3：d
　a．0次予防→一次予防
　b．一次予防→二次予防
　c．二次予防→三次予防

4：a
　b．低くなる→高くなる.
　c．年齢調整乳児死亡率→乳児死亡率
　d．生後3年未満→生後1年未満

5 医療関係法規に関する記述で正しいものの組み合わせはどれか．1つ選べ．

a．歯科医師は名称独占資格である．
b．病院の管理者は医師でないものも可能である．
c．管理栄養士の資格がない人が管理栄養士の業務を行うことは違法ではない．
d．診療所は，患者19人以下の収容施設を有するものをいう．

ア a・b　　イ b・c　　ウ c・d　　エ a・d

1-2

6 生活習慣病の定義に関する記述で正しいものの組み合わせはどれか．1つ選べ．

a．成人病とは1957年に提唱された行政用語であるが，生活習慣に着目した疾患群として定着していた．
b．成人病対策は一次予防を重視した対策が重点的に講じられた．
c．生活習慣は子どもの頃に身につくものであり，地域保健，学校保健，家庭の間の連携を図り，小児期から生涯を通じた健康づくりを推進していく必要がある．
d．WHOでは，生活習慣病という用語は使われておらず，非感染性疾患（NCDs）と呼んでいる．

ア a・b　　イ b・c　　ウ c・d　　エ a・d

解答・解説

5：ウ
　a．名称独占資格→業務独占資格
　b．医師でないものも可能である→医師でなければならない．

6：ウ
　a．生活習慣に着目した→加齢に伴って罹患率，有病率が高くなる
　b．一次予防→二次予防

7 生活習慣病と生活習慣に関する記述で正しいものの組み合わせはどれか．1つ選べ．

a．適切な量と質の食事は，生活習慣病予防の基本の1つである．
b．身体活動や運動をよく行っている人は，不活発な人と比較して循環器疾患やがんなどの発症リスクが同程度である．
c．身体活動・運動は生活習慣病の予防はできるが，高齢者の認知機能や運動器機能とは関連しない．
d．飲酒と喫煙はどちらもがん発症の原因の1つである．

ア　a・b　　イ　b・c　　ウ　c・d　　エ　a・d

8 次のうち正しいものの組み合わせはどれか．1つ選べ．

a．WHOでは身体活動の不足を全世界の死亡に対する第1番目の危険因子として認識している．
b．現在，悪性新生物（がん）などの生活習慣病は増加してきており，結核が死因の多くを占めていた戦前と比較し，日本人の疾病構造は大きく変化した．
c．日本人の死因第1位は悪性新生物であるが，部位別では大腸がん，肺がん，胃がんなど生活習慣と密接に関連しているがんが多い．
d．傷病分類別医科診療医療費では生活習慣病は上位にはない．

ア　a・b　　イ　b・c　　ウ　c・d　　エ　a・d

解答・解説

7：エ
b．同程度→低い
c．関連しない→関連する．

8：イ
a．第1番目→第4番目
d．医療費の面からもがんを含む生活習慣病は重要な健康課題である．

9 疫学研究のデザインに関する記述で正しいものはどれか．1つ選べ．

a 生態学的研究とは集団のある一時点での疾病の有無と要因の保有状況を同時に調査し，その関連の有無を検討する方法である．
b 横断研究とは分析の対象を個人単位でなく，地域または集団を単位として，異なる地域や国の間での要因と疾病の関連の有無を検討する方法である．
c 介入研究とはある要因をもつ集団（曝露群）と，もたない集団（非曝露群）を将来にわたって追跡し，両群の疾病の罹患率または死亡率を比較する方法である．
d 症例・対照研究とは症例群と対照群で比較し，過去にさかのぼって疾病の原因（曝露要因）を検討する研究である．

10 疫学で用いられる指標に関する記述で正しいものはどれか．1つ選べ．

a 罹患率とは，ある一時点において疾病を有している人の割合である．
b 有病率とは，ある一定期間に新たにどれだけの疾病者が発生したかを示す指標である．
c 寄与危険とは，危険因子に曝露した群の罹患率（死亡率）の，曝露していない群の罹患率（死亡率）に対する比である．
d オッズ比はおもに症例・対照研究において算出される．

解答・解説

9：d
　a．生態学的研究→横断研究
　b．横断研究→生態学的研究
　c．介入研究→コホート研究

10：d
　a．罹患率→有病率
　b．有病率→罹患率
　c．寄与危険→相対危険

1-3

11 介護予防の考え方に関する記述で正しいものの組み合わせはどれか．1つ選べ．

a．介護保険制度は 1990（平成 2）年に始まった．

b．介護予防が目指すものは，運動機能や栄養状態，口腔機能の改善のみである．

c．介護予防とは要介護状態になることをできるだけ防ぐ（遅らせる）こと，さらに，すでに要介護状態になってもその悪化をできるだけ防ぐことである．

d．介護予防の取り組みには，何よりも高齢者本人の意欲が重要である．

ア a・b　　**イ** b・c　　**ウ** c・d　　**エ** a・d

12 介護予防のこれまでの経緯〔2005（平成 17）年の介護保険法改正〕に関する記述で正しいものの組み合わせはどれか．1つ選べ．

a．「要介護状態になることをできるだけ防ぐ（遅らせる）こと」を目的とする地域支援事業が始まった．

b．「要介護状態の悪化の防止，さらには非該当への改善」を目的とする予防給付が行われた．

c．地域支援事業の一次予防事業は，ハイリスク・アプローチであった．

d．地域支援事業の二次予防事業は，ポピュレーションアプローチであった．

ア a・b　　**イ** b・c　　**ウ** c・d　　**エ** a・d

解 答・解 説

11：ウ
a．1990（平成 2）年→ 2000（平成 12）年
b．さらには認知・情緒面の改善

12：ア
c．ハイリスク・アプローチ→ポピュレーションアプローチ
d．ポピュレーションアプローチ→ハイリスク・アプローチ

13 介護予防のこれまでの経緯に関する記述で正しいものの組み合わせはどれか．1つ選べ．

a．介護保険制度では，制度発足の当初，介護予防は重要視されていなかった．

b．2005（平成17）年の介護保険法改正当時の介護予防の手法では，心身機能を改善するための機能回復訓練に偏りがちであった．

c．2005（平成17）年の介護保険法改正当時の介護予防の手法では，介護予防終了後も活動的な状態を維持するための場や機会の提供が不十分であった．

d．2011（平成23）年の介護保険制度改正により新予防給付が加わった．

ア a・b　　**イ** b・c　　**ウ** c・d　　**エ** a・d

14 介護予防の推進に関する記述で正しいものの組み合わせはどれか．1つ選べ．

a．介護予防・日常生活支援総合事業は，一般介護予防事業と訪問・通所型サービス事業により構成される．

b．介護予防・生活支援サービス事業は，訪問看護，通所型サービス，その他の生活支援サービスで構成される．

c．従来の介護予防給付では人員や運営にかかわる基準が全国一律であったのに対して，介護予防・生活支援サービス事業では市町村の裁量が拡大された．

d．一般介護予防事業は，要支援者なども含めたすべての高齢者が対象である．

ア a・b　　**イ** b・c　　**ウ** c・d　　**エ** a・d

解答・解説

13：イ

a．重要視されていなかった→重要視されていた．

d．新予防給付→介護予防・日常生活支援総合事業

14：ウ

a．訪問・通所型サービス事業→介護予防・生活支援サービス事業

b．訪問看護→訪問型サービス

15 「通いの場」の概要に関する記述で正しいものの組み合わせはどれか．1つ選べ．

a．介護予防・生活支援サービス事業は，介護予防把握事業，介護予防普及啓発事業，地域介護予防活動支援事業，一般介護予防事業評価事業，地域リハビリテーション活動支援事業で構成される．
b．住民主体の通いの場は，一般介護予防事業の地域介護予防活動支援事業により行われる．
c．通いの場とは，地域の住民どうしが気軽に集い，一緒に活動内容を企画し，ふれあいを通して「生きがいづくり」「仲間づくり」の輪を広げる場所である．
d．通いの場に参加している者は，（そうでない者に比べて）心身の健康レベルや生活の質が高いが，要介護発生リスクは同程度である．

ア　a・b　　イ　b・c　　ウ　c・d　　エ　a・d

解答・解説

15：イ

a．介護予防・生活支援サービス事業→一般介護予防事業
d．同程度である→要介護発生リスクも低い．

第 2 章

健康づくり施策概論

2-1 健康づくり施策と健康運動指導士の社会的役割
2-2 健康づくりのための身体活動・運動ガイドライン
2-3 健康日本 21（第三次）における社会環境の整備

（涌井佐和子）

2-1

1 健康日本 21（第三次）の方向性に関し，正しいものの組み合わせはどれか．1つ選べ．

a．健康寿命の延伸と健康格差の縮小
b．ライフコースアプローチを踏まえた健康づくり
c．健康文化都市宣言
d．健康増進法

ア a・b　　**イ** b・c　　**ウ** c・d　　**エ** a・d

2 健康日本 21（第三次）の身体活動・運動目標について正しいものの組み合わせはどれか．1つ選べ．

a．20〜64 歳の男女の 1 日の歩数の平均値の目標は 10,000 歩である．
b．64 歳以上の男女の運動習慣者の割合の目標は 40％である．
c．1 日の歩数の平均値（年齢調整値）の目標は 7,100 歩である．
d．運動習慣者の割合（年齢調整値）の目標は 40％である．

ア a・b　　**イ** b・c　　**ウ** c・d　　**エ** a・d

解答・解説

1：ア

c．第二次健康づくり対策（アクティブ
　80 ヘルスプラン）の内容
d．2002 年に策定された法律．健康日本
　21 の基盤となった．

2：ウ

a．8,000 歩
b．50％

3 健康日本 21（第三次）の栄養・食生活目標について正しいものの組み合わせはどれか．1 つ選べ．

a．食塩摂取量の平均値の目標は 10 g である．
b．野菜摂取量の平均値の目標は 200 g である．
c．果物摂取量の平均値の目標は 200 g である．
d．主食・主菜・副菜を組み合わせた食事が 1 日 2 回以上の日がほぼ毎日の者の割合の目標は 50%である．

ア a・b　　**イ** b・c　　**ウ** c・d　　**エ** a・d

4 健康日本 21（第三次）の飲酒・喫煙に関する目標について正しいものの組み合わせはどれか．1 つ選べ．

a．中学生・高校生の飲酒者の割合の目標は 0%である．
b．20 歳以上の者の喫煙率の目標値は 30%である．
c．中学生・高校生の喫煙者の割合の目標値は 10%である．
d．1 日当たりの純アルコール摂取量が男性 40 g 以上，女性 20 g 以上である者の割合の目標値は 10%である．

ア a・b　　**イ** b・c　　**ウ** c・d　　**エ** a・d

解　答・解　説

3：ウ
　a．7 g（令和 14 年度）
　b．350 g（令和 14 年度）

4：エ
　b．20 歳以上の者の喫煙率の目標値は 12%である．
　c．0%

13

5 健康日本 21（第三次）の歯・口腔の健康の目標について正しいものの組み合わせはどれか．1つ選べ.

a. 40 歳以上における歯周炎を有する者の割合（年齢調整値）の目標は 40％である．

b. 過去 1 年間に歯科検診を受診した者の割合の目標値は 50％である．

c. 虫歯の平均本数の目標値は 5 本である．

d. 50 歳以上における咀嚼良好者の割合（年齢調整値）の目標は 80％である．

ア a・b　　**イ** b・c　　**ウ** c・d　　**エ** a・d

2-2

6 健康づくりのための身体活動・運動ガイド 2023 の全体の方向性に関して正しいものの組み合わせはどれか．1つ選べ.

a. 筋力トレーニングを毎日実施する．

b. 無酸素運動を中心に身体活動量を増やす．

c. 個人差を踏まえ，強度や量を調整し，可能なものから取り組む．

d. 今よりも少しでも身体活動を増やす．

ア a・b　　**イ** b・c　　**ウ** c・d　　**エ** a・d

解答・解説

5：エ
　b．95％（令和 14 年度）
　c．虫歯の本数は目標とはなっていない．
6：ウ
　a．全体の方向性として筋力トレーニング

は示されていない．ライフステージ別に成人・高齢者では週 2〜3 日推奨されている．
　b．無酸素運動よりも有酸素運動が強調されている．

7 健康づくりのための身体活動・運動ガイド2023に関し，正しいものの組み合わせはどれか．1つ選べ．

a．疾患を有する人の目標が示された．
b．ライフステージごとに身体活動・運動に関する推奨事項が示された．
c．成人では身体活動基準2013からの目標身体活動量に変更はないが，長い座位時間を減らすことを推奨することが新たに加わった．
d．子どもについてもエビデンスに基づいた具体的目標値が示されている．

ア a・b　**イ** b・c　**ウ** c・d　**エ** a・d

8 健康づくりのための身体活動・運動ガイド2023における子どもの記述に関して正しいものの組み合わせはどれか．1つ選べ．

a．子どもの身体活動量に関する記述は，身体を動かす時間の少ない子どもを対象としている．
b．身体を動かす時間の長短に応じて，座りっぱなしの時間を減らす．
c．バランス運動を週3日以上行う．
d．高強度の有酸素性身体活動や筋肉・骨を強化する身体活動を週3日以上行う．

ア a・b　**イ** b・c　**ウ** c・d　**エ** a・d

解答・解説

7：イ

a．別添で慢性疾患を有する人の身体活動のポイントについての情報シートが示された．
d．子どもについてはエビデンスが少ないため，文部科学省の定めた幼児期運動指針，日本スポーツ協会が定めたアクティブチャイルド60 min，WHOの身体活動および座位行動に関するガイドライン（2020年）を参考に参考値を策定．

8：エ

b．身体を動かす時間の長短にかかわらず，座りっぱなしの時間を減らすことが推奨されている．
c．バランス運動は高齢者において推奨されている．

9 健康づくりのための身体活動・運動ガイド 2023 で示された 8 つの情報提供シートに含まれる内容について正しいものの組み合わせはどれか．1 つ選べ．

a．筋力トレーニングについて
b．全身持久力（最大酸素摂取量）について
c．精神障がい者のトレーニングについて
d．体幹能力について

ア a・b　　**イ** b・c　　**ウ** c・d　　**エ** a・d

10 健康づくりのための身体活動・運動ガイド 2023 に示されている高齢者の目標に関して正しいものの組み合わせはどれか．1 つ選べ．

a．歩行またはそれと同等以上の（3 メッツ以上の強度の）身体活動を 1 日 60 分以上実施する．
b．座りっぱなしの時間については考慮しなくてよい．
c．1 日約 6,000 歩以上の歩行．
d．有酸素運動・筋力トレーニング・バランス運動・柔軟運動など多要素な運動を週 3 日以上．

ア a・b　　**イ** b・c　　**ウ** c・d　　**エ** a・d

解答・解説

9：ア

8 つの情報提供シートは，筋力トレーニングについて，働く人が職場で活動的に過ごすためのポイント，慢性疾患を有する人の身体活動のポイント，身体活動を安全に行うためのポイント，身体活動による疾患などの発症予防・改善のメカニズム，全身持久力（最大酸素摂取量）について，身体活動支援環境について，身体活動とエネルギー・栄養素などについて，から構成されている．

10：ウ

a．40 分以上
b．座りっぱなしの時間が長くなりすぎないように注意する．

2-3

11 健康日本21（第三次）における社会環境の整備に関し，正しいものの組み合わせはどれか．1つ選べ．

a．健康増進施設数の増加を目標としている．

b．「居心地よく歩きたくなる」まちなかづくりに取り組む市町村数の増加を目標としている．

c．滞在快適性等向上区域（まちなかウォーカブル区域）を設定している市町村数を評価指標としている．

d．住民が運動しやすいまちづくり・環境整備に取り組む自治体数の増加が目標となっている．

ア a・b　　**イ** b・c　　**ウ** c・d　　**エ** a・d

12 健康日本21（第三次）における Walkable（歩きやすい環境）に関し，正しいものの組み合わせはどれか．1つ選べ．

a．世帯密度が関係する．

b．混合土地利用度は関係していない．

c．都市部よりも郊外のほうが好ましい．

d．道路の接続性が関係する．

ア a・b　　**イ** b・c　　**ウ** c・d　　**エ** a・d

解答・解説

11：イ
- a．目標値には含まれていない．
- d．健康日本21（第二次）の目標．

12：エ
- b．混合土地利用度が高いほど歩きやすい．
- c．混合土地利用度は郊外よりも都市部のほうが高いことが多い．

17

13 社会生態学モデルについての記述で正しいものの組み合わせはどれか．1つ選べ．

a．人の行動に影響する要因は多階層的であるという考え方をする．
b．効果的な介入を行うためには多階層的な要因への働きが必要である．
c．個人内レベル（性別，年齢，過去の経験など）は身体活動量に影響しない．
d．身体活動推進に関係する政策レベルの影響要因は重要ではない．

ア a・b　　**イ** b・c　　**ウ** c・d　　**エ** a・d

14 ソーシャルキャピタルに関し，正しいものの組み合わせはどれか．1つ選べ．

a．ソーシャルキャピタルの豊かな地域では人口密度は低い．
b．ソーシャルキャピタルの豊かな地域では住民の経済状況は良い．
c．ソーシャルキャピタルの豊かな地域では住民の主観的健康観は高い．
d．ソーシャルキャピタルの豊かな地域では住民の死亡率は低い．

ア a・b　　**イ** b・c　　**ウ** c・d　　**エ** a・d

解答・解説

13：ア
　c．個人内レベル（性別，年齢，過去の経験など）は身体活動量に関係する．
　d．身体活動推進に関係する政策レベルの影響要因も重要である．

14：ウ
　a．人口密度は関係があるとはいえない．
　b．経済状況は関係があるとはいえない．

15 健康増進施設認定制度に関し，正しいものの組み合わせはどれか．1つ選べ．

a．健康増進のための温泉利用および運動を，安全かつ適切に実践できる施設を温泉利用プログラム型健康増進施設という．
b．健康増進施設認定の規定には，「健康運動指導士又はこれと同等以上の能力を有する者を配属していること」がある．
c．健康増進のための運動を安全かつ適切に実践できる施設を運動型健康増進施設という．
d．温泉療養ではなく，一般の健康増進のための利用に対応する施設を温泉利用型健康増進施設という．

ア　a・b　　イ　b・c　　ウ　c・d　　エ　a・d

15：イ
　a．温泉利用型健康増進施設
　d．温泉利用プログラム型健康増進施設

第 3 章

生活習慣病（NCDs）

3-1 メタボリックシンドローム

3-2 肥満，肥満症

3-3 高血圧

3-4 脂質異常症

3-5 耐糖能異常・糖尿病

3-6 虚血性心疾患とリハビリテーション

3-7 ロコモティブシンドローム

3-8 運動器退行性疾患

3-9 呼吸器疾患（慢性閉塞性肺疾患，運動誘発性喘息）

3-10 がん（悪性新生物）

3-11 軽度認知障害，認知症

（上岡尚代）

1 特定保健指導における具体的な階層化の方法について正しいものの組み合わせはどれか．1つ選べ．

a．ステップ1は内臓脂肪蓄積のリスクを判定する．
b．やむを得ず空腹時以外に採血を行う場合は，食直後の随時中性脂肪でリスクを判定する．
c．65歳以上75歳未満の者については「動機づけ支援」の対象となった場合でも「積極的支援」とする．
d．HbA1c検査は過去1〜2ヵ月の血糖値を反映した血糖値のコントロール指標である．

ア a・b　　イ b・c　　ウ c・d　　エ a・d

解答・解説

1：エ

a．特定保健指導における具体的な階層化の方法において，ステップ1は内臓脂肪蓄積のリスク判定，ステップ2は追加リスクの数の判定と特定保健指導の対象の選定，ステップ3は保健指導レベルの分類を行う．
b．やむを得ず空腹時以外に採血を行う場合は，食直後を除き随時中性脂肪により脂質検査を行う．
c．65歳以上75歳未満の者については，「積極的支援」の対象となった場合も「動機づけ支援」とする．

2：a

b．腹囲測定において，臍の高さは，肝臓・腎臓などの実質臓器を含まない内臓脂肪と皮下脂肪の面積を評価することができる．
c．特定保健指導の「積極的支援」とは，個々の準備段階に合った個別の目標を設定し，具体的で実現可能な行動の継続を支援する．
d．特定保健指導は，対象者に応じた望ましい身体活動・運動および栄養・食習慣を獲得するための工夫や支援を行う．

2 特定健診・特定保健指導について，正しいものはどれか．1つ選べ．

a 標準的な健診・保健指導プログラムでは，65歳以上の者に保健指導を行う場合は，低栄養，認知機能低下やフレイルの予防にも留意し行うことが望ましい．

b 腹囲測定において，臍の高さは，肝臓・腎臓などの実質臓器を含む内臓脂肪の面積を評価することができる．

c 特定保健指導の「積極的支援」とは，生活習慣病の特性や生活習慣改善の基本的理解を支援することをおもな目的として実施する．

d 特定保健指導は，メタボリックシンドローム改善のための服薬指導を中心に実施される．

3 メタボリックシンドロームについて正しいものはどれか．1つ選べ．

a メタボリックシンドロームの診断基準における空腹時血糖の基準は≧100 mg/dL である．

b ウエスト周径囲男性≧85 cm，女性≧90 cm は内臓脂肪面積≧100 cm^2 に相当する．

c 腹囲の測定は座位，軽吸気時，臍レベルで測定する．

d 国民健康・栄養調査でメタボリックシンドロームが強く疑われる者の割合は男性より女性のほうが高い．

解答・解説

3：b

a．メタボリックシンドロームの診断基準において空腹時血糖の基準は≧110 mg/dL である．

c．腹囲の測定は立位，軽呼気時，臍レベルで測定する．

d．国民健康・栄養調査でメタボリックシンドロームが強く疑われる者の割合は女性より男性のほうが高い．

第3章　生活習慣病（NCDs）

4 メタボリックシンドロームの予防・改善について正しいものはどれか．1つ選べ．

a メタボリックシンドローム改善のためには20%以上の減量が必要である．

b 同じエネルギー量では，エネルギー密度の低い食物のほうが食後の満腹感が得にくい．

c 低脂肪食は高脂肪低糖質食に比べてトリグリセリド（TG）の低下が大きく，LDLコレステロールの低下は少ない．

d glycemic loadはその食事の血糖値の上がりやすさを示す指標である．

5 メタボリックシンドロームの予防・改善について正しいものの組み合わせはどれか．1つ選べ．

a．内臓脂肪の減少には低強度の運動でも十分に減少効果がある．

b．内臓脂肪の減少には食事療法より運動療法のほうが減少効果が高い．

c　身体活動量が確保されていれば運動頻度が週4日以下と週5日以上ではメタボリックシンドロームの有病率に差はない．

d．内臓脂肪の減少率は全身の脂肪の減少率と相関する．

ア a・b　　**イ** b・c　　**ウ** c・d　　**エ** a・d

💡 **解 答・解 説**

4：d

　a．メタボリックシンドローム改善には5～10%の減量とその維持が重要である．

　b．同じエネルギー量では，エネルギー密度の高い食物のほうが食後の満腹感が得にくい．

　c．低脂肪食は高脂肪低糖質食に比べて

LDLコレステロールの低下が大きくTGの低下は少ない．

5：ウ

　a．内臓脂肪は低強度の運動では減少せず，中および高強度の運動で減少が認められている．

　b．内臓脂肪の減少には食事，運動の介入手段で明らかな差はない．

24

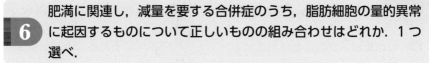

6 肥満に関連し，減量を要する合併症のうち，脂肪細胞の量的異常に起因するものについて正しいものの組み合わせはどれか．1つ選べ．

a．耐糖能異常症
b．脂肪肝
c．腰痛症
d．睡眠時無呼吸症候群

ア a・b　　イ b・c　　ウ c・d　　エ a・d

7 身長160 cm，体重64 kgの人のbody mass index（BMI）で正しいものはどれか．1つ選べ．

a　23
b　25
c　27
d　29

6：ウ
脂肪細胞の量的異常は整形外科疾患（変形性関節症，腰痛症）および睡眠時無呼吸症候群（SAS）である．

7：b
$1.6 \times 1.6 = 2.56 \rightarrow 64 \div 2.56 = 25$

8 肥満者に対する運動療法について正しいものはどれか．1つ選べ．

a 心血管リスクのある対象者においても運動効果を得るために中～高強度で開始することが重要である．

b 減量時のレジスタンス運動の併用は基礎代謝の低下を防ぐ効果が高い．

c 週100分の身体活動では5～7.5 kgの減量効果がある．

d 減量時の体重維持のためには週200～300分の身体活動が必要である．

9 脂肪細胞について正しいものはどれか．1つ選べ．

a TNF-αはインスリン抵抗性をきたす．

b 高度肥満であっても標準体重まで減量しなければ代謝異常は改善しない．

c アディポネクチンは視床下部を介して食欲を増進させる．

d レプチンは動脈硬化に抑制的に働く．

解答・解説

8：d

a．心血管リスクのある対象者に運動療法を行う際には，メディカルチェックを行ったうえで低強度～中等度の運動から開始し運動習慣をつけることでリスクを減少させていく．

b．減量時のレジスタンス運動は除脂肪体重の減少は抑制されるが，基礎代謝の低下を防ぐことはできない．

c．週150分以下では体重減少はわずかで，週＞150分で2～3 kgの減量が期

待できる．

9：a

b．高度肥満では現体重の5～10％の減量を目標とする．

c．アディポネクチンは骨格筋や肝細胞で糖の取り込みや脂肪酸の酸化に関与する．

d．レプチンは視床下部を介して食欲の抑制，エネルギー消費量の増加をもたらす．

10 減量のエネルギー出納について正しいものはどれか．1つ選べ．

a 体脂肪が1kg減少する場合のエネルギーコストは5,000kcalに相当する．

b 除脂肪組織が1kg減少する場合のエネルギーコストは7,000kcalに相当する．

c 減量後の体重維持には週200～300分の運動が必要となる．

d 体重増加の予防には週600～1,200kcalの消費が必要となる．

11 高血圧について正しいものの組み合わせはどれか．1つ選べ．

a．外来診察室など医療環境下での測定では高血圧を示し，日常では正常である状態を白衣性高血圧という．

b．高血圧の90～95%は腎・副腎・その他に高血圧を起こす原因となる病変がある二次性高血圧である．

c．日本高血圧学会高血圧治療ガイドラインが示すⅠ度高血圧は診察室血圧が収縮期130～139mmHgかつ/または拡張期80mmHg以上をいう．

d．診察室血圧は正常であるが，家庭など診察室以外の血圧が高血圧状態にあるものを仮面高血圧という．

ア a・b 　　**イ** b・c 　　**ウ** c・d 　　**エ** a・d

解答・解説

10：c

a．体脂肪が1kg減少する場合のエネルギーコストは9,000kcalに相当する．

b．除脂肪組織が1kg減少する場合のエネルギーコストは1,000kcalに相当する．

d．体重増加の予防は週1,200～2,000kcalの消費が必要となる．

11：エ

b．高血圧の90～95%は原因となる疾患がつかめない本態性高血圧症である．

c．Ⅰ度高血圧は診察室血圧が収縮期140～159mmHgかつ/または拡張期90～99mmHgをいう．

12 高血圧について正しいものはどれか．1つ選べ．

a 家庭血圧値が 130〜139/80 mmHg 以上であれば高血圧と診断する．

b 診察室血圧に基づいた脳心血管リスク層別化に用いられている予後影響因子に「女性」が含まれる．

c 降圧薬療法は脳血管障害を約 40%，心筋梗塞を約 20%減少させる．

d 60 歳以上の高血圧の有病割合は 40%程度である．

13 高血圧症治療のための生活習慣の修正について正しいものはどれか．1つ選べ．

a 減塩：食塩制限 6 g/日以下とする．

b 節酒：エタノールとして男性 30〜40 mL/日以下，女性 20〜30 mL/日以下とする．

c 適正体重の維持：BMI 30 未満とする．

d 運動療法：中強度以上の運動を毎日 1 時間または週 300 分以上とする．

解 答・解 説

12：c

a．家庭血圧値が 135/85 mmHg 以上であれば高血圧と診断する．

b．診察室血圧に基づいた脳心血管リスク層別化に用いられている予後影響因子に「男性」が含まれる．

d．60 歳以上の高血圧の有病割合は 60%を超える．

13：a

b．節酒：エタノールとして男性 20〜30 mL/日以下，女性 10〜20 mL/日以下とする．

c．適正体重の維持：BMI 25 未満とする．

d．運動療法：軽強度の有酸素運動を毎日 30 分または 180 分/週以上とする．

14 高血圧症治療のための生活習慣の修正について正しいものはどれか．1つ選べ．

a 肥満のある高血圧患者では減量により体重1kg当たり3〜5mmHgの血圧低下が期待できる．

b 1gの減塩で1mmHgの降圧が期待できる．

c 腎障害患者の生活習慣の修正は，野菜・果物の積極的摂取が特に重要である．

d 生活習慣の修正に基づく降圧の程度は，減塩が最も収縮期血圧の低下が見込まれる．

15 高血圧症治療のための運動療法について正しいものの組み合わせはどれか．1つ選べ．

a．降圧には少なくとも週に120分の有酸素運動が必要である．

b．高血圧の運動療法の降圧機序は交感神経活性低下と循環血漿量低下・血管拡張効果が挙げられる．

c．高血圧性臓器障害が中等度以上ある場合は軽強度のスポーツ・身体活動から開始する．

d．レジスタンス運動は運動時に血圧上昇をきたすため禁忌である．

ア a・b　**イ** b・c　**ウ** c・d　**エ** a・d

💡 **解 答・解 説**

14：b

a．減量により体重1kg当たり1〜2mmHgの血圧低下が期待できる．

c．腎障害患者では，野菜・果物の積極的摂取は推奨しない．

d．生活習慣の修正に基づく降圧の程度は，減量が最も収縮期血圧の低下が見込まれる．

15：ア

c．高血圧性臓器障害が中等度以上ある場合はスポーツ・身体活動は行わず，降圧薬による治療が主体となる．

d．レジスタンス運動は有酸素運動を補強する可能性がある．レジスタンス運動に降圧効果があるというメタアナリシスの報告もある．

3-4

16 リポたんぱくについて正しいものの組み合わせはどれか．1つ選べ．

a．脂質異常症の表現型分類でⅠ型とはコレステロールが増加するタイプをいう．

b．脂質異常症の血液検査を空腹時に行う理由は，食後に中性脂肪が上昇するからである．

c．HDL は末梢血管壁などの組織からコレステロールを引き抜き肝臓へ逆輸送する．

d．最も比重の軽いリポたんぱくを very low density lipoprotein（VLDL）と呼ぶ．

ア a・b　　**イ** b・c　　**ウ** c・d　　**エ** a・d

17 脂質異常症診断基準について正しいものはどれか．1つ選べ．

a 基本的に5時間以上の絶食を「空腹時」として空腹時に採血を行う．

b 空腹時採血でのトリグリセリド（TG）は 150 mg/dL 以上を異常値とする．

c HDL コレステロールは 40 mg/dL 以上を異常値とする．

d HDL コレステロールの異常値においても薬物介入が必要となる．

解答・解説

16：イ

a．脂質異常症の表現型分類でⅠ型とはコレステロールは変わらず，TG が増加するタイプをいう．

d．最も比重の軽いリポたんぱくをカイロミクロンと呼ぶ．

17：b

a．「空腹時」とは 10 時間以上の絶食のことである．ただし，お水やお茶などカロリーのない水分摂取は可．

c．HDL コレステロールは 40 mg/dL 以上を正常値とする．

d．HDL コレステロールには生活習慣の改善で対処する．

18 脂質異常症のリスク層別化について正しいものの組み合わせはどれか．1つ選べ．

a．久山町スコアの予測モデルの年齢区分は30～50歳となっている．

b．慢性腎臓病がある場合は中リスクと分類される．

c．久山町スコアによる動脈硬化発生モデルにおけるリスクには喫煙が含まれる．

d．冠動脈疾患の既往がある場合は二次予防のカテゴリーとなる．

ア a・b　**イ** b・c　**ウ** c・d　**エ** a・d

19 脂質異常症の予防・治療における生活習慣の修正項目について正しいものはどれか．1つ選べ．

a 総エネルギー摂取量は目標とする体重（kg）×身体活動量（軽労作：25～30，普通の労作：30～35，重い労作：35～）で求める．

b 炭水化物エネルギー比率は30～40％とする．

c 高TG血症を改善するには，飽和脂肪酸を多く含む動物性脂質の摂取を控える．

d 高LDLコレステロール血症を改善するには，糖質を多く含む菓子類・飲料の摂取を控える．

解答・解説

18：ウ

a．久山町スコアの予測モデルの年齢区分は40～79歳となっている．

b．慢性腎臓病がある場合は高リスクと分類される．

19：a

b．炭水化物エネルギー比率は50～60％とする．

c．高TG血症を改善するには，糖質を含む菓子類・飲料とアルコール摂取を控える．

d．高LDLコレステロール血症を改善するには，飽和脂肪酸を多く含む動物性脂質を控える．

20 脂質異常症の運動療法について正しいものはどれか．１つ選べ．

a レジスタンス運動を中心に実施することが推奨される．

b 推奨される運動強度としてはボルグ・スケール 9～11 で実施する．

c 中強度以上の生活活動には炊事・洗濯・事務仕事などがある．

d 中強度以上の運動は 3～5.9 メッツ相当の運動のことである．

3-5

21 糖尿病診断のフローチャートについて正しいものの組み合わせはどれか．１つ選べ．

a．初回の血液検査で空腹時血糖値≧126 mg/dL であれば「糖尿病」と診断される．

b．HbA1c は慢性高血糖状態を反映する．

c．HbA1c≧6.5％であれば糖尿病型と判定する．

d．75 g 経口ブドウ糖負荷試験が糖尿病型であれば「糖尿病」と診断される．

ア a・b　　**イ** b・c　　**ウ** c・d　　**エ** a・d

💡 **解 答・解 説**

20：d

a．有酸素運動を中心に実施することが推奨される．

b．推奨される運動強度としてはボルグ・スケール 11～13 で実施する．

c．中強度以上の生活活動には歩行・床掃除・庭仕事・洗車・運搬・介護・階段昇降・子どもと遊ぶ，などがある．

21：イ

a．初回の血液検査で空腹時血糖値≧126 mg/dL であれば別の日に再検査を行い，再び「糖尿病型」であることを確認することで「糖尿病」と診断する．

d．75 g 経口ブドウ糖負荷試験が糖尿病型であれば別日に再検査を行い，再び「糖尿病型」であることを確認することで「糖尿病」と診断する．

22 糖尿病について正しいものはどれか．1つ選べ．

a 日本人は欧米人に比べ糖負荷に対するインスリン分泌能が高い．

b やむを得ず空腹時以外に採血を行い，かつ HbA1c を測定しない場合は食後 2 時間の随時血糖で血糖検査が可能である．

c 糖尿病の有病率は男性より女性に多い．

d 血糖値と HbA1c の双方が同日で糖尿病型であれば 1 回の検査で「糖尿病型」と診断できる．

23 血糖コントロール目標について正しいものはどれか．1つ選べ．

a 血糖コントロール目標は，合併症予防の観点では HbA1c の目標値を 8.0 未満とする．

b 認知機能正常かつ ADL 自立の 65 歳の糖尿病血糖コントロール目標は 8.5％未満とする．

c 高齢者糖尿病の血糖コントロール目標は，重症低血糖が危惧される薬剤使用の有無によって異なる．

d 妊婦であっても 65 歳未満であれば成人に対する血糖コントロール目標と同様の目標値とする．

解答・解説

22：d

a．日本人は欧米人と比較して糖負荷に対するインスリン分泌能が低い．

b．やむを得ず空腹時以外に採血を行い，かつ HbA1c を測定しない場合は食後 3.5 時間以上の随時血糖で血糖検査が可能である．

c．糖尿病の有病率は女性より男性に多い．

23：c

a．血糖コントロール目標は，合併症予防の観点では HbA1c の目標値を 7.0 未満とする．

b．認知機能正常かつ ADL 自立の 65 歳の糖尿病血糖コントロール目標は 7.0％未満とする．

d．成人に対しての目標値については妊娠例は除くものとする．

24 糖尿病治療のための運動療法の禁止あるいは制限について正しいものはどれか．1つ選べ．

a 糖尿病壊疽がある場合，日常生活は制限され安静臥床とする．

b 空腹時血糖値 250 mg/dL 以上または尿ケトン体中等度以上陽性の場合，運動療法を禁止とする．

c 骨・関節疾患がある場合も疼痛の悪化がなければ運動の制限はない．

d 高度の糖尿病性自律神経障害がある場合は転倒に気をつけて運動を実施する．

25 糖尿病治療の運動療法について正しいものの組み合わせはどれか．1つ選べ．

a．運動による筋収縮によって GLUT4 が細胞への糖の取り込みを促進して血糖値が低下する．

b．50 歳以降の運動強度（心拍数）は 1 分間 100～120 拍が目安となる．

c．インスリン療法の治療中は運動前に大腿部にインスリン注射を行うようにする．

d．運動負荷量として，歩行の場合 1 日 1 万歩が適当である．

ア a・b　　**イ** b・c　　**ウ** c・d　　**エ** a・d

解答・解説

24：b

a．糖尿病壊疽がある場合，運動療法は禁止・制限が必要であるが，日常生活における体動が制限されることはまれであり，安静臥床を意味しない．

c．骨・関節疾患がある場合は運動の中止・制限について専門医の意見を求める必要がある．

d．高度の糖尿病性自律神経障害がある場合は運動療法を禁止・制限したほうがよい．

25：エ

b．50 歳以降の運動強度（心拍数）は 1 分間 100 拍以内が目安となる．

c．インスリン療法の治療中は運動前には大腿部へのインスリン注射を避ける．

3-6

26 虚血性心疾患について正しいものの組み合わせはどれか．1つ選べ．

a．日本人の死因別死亡率の第1位は心疾患である．

b．心疾患による突然死の6割は大動脈瘤や弁膜症などの疾患で，虚血性心疾患は突然死の1割にすぎない．

c．心筋の酸素需要が心筋酸素供給を上回り酸素欠乏の状態である．

d．多くは冠動脈の粥状硬化に伴う狭窄を基盤とするが冠攣縮，冠塞栓，微小循環障害も原因となる．

ア a・b　　**イ** b・c　　**ウ** c・d　　**エ** a・d

27 虚血性心疾患について正しいものはどれか．1つ選べ．

a 心筋の虚血が発生すると心電図のST低下または上昇などの変化が生じる．

b 虚血性心疾患の原因となる動脈硬化は内膜・中膜・外膜のうち，おもに外膜に起こる．

c 狭心症は比較的太い冠動脈のプラークの破綻・びらんに伴う血栓による閉塞が30分以上持続し，心筋に壊死が生じる．

d 心筋梗塞は冠動脈の器質的狭窄または冠攣縮により一過性に心筋虚血が生じるが心筋壊死することはない．

解答・解説

26：ウ

a．日本人の死因別死亡率の第1位はがん（悪性新生物）である．

b．突然死のうち3/4が心血管疾患によるとされ，そのうち心筋梗塞などの虚血性心疾患が最も多く約6割を占める．

27：a

b．虚血性心疾患の原因となる動脈硬化は内膜・中膜・外膜のうち，おもに内膜に起こる．

c．狭心症は心筋に一過性の虚血が生じ，胸部およびその周辺の不快感などが生じるが，心筋に壊死が生じることはない．

d．心筋梗塞は比較的太い冠動脈のプラークの破綻・びらんに伴う血栓による閉塞が30分以上持続する急性，局所性の心筋壊死，それに伴う症候群である．

第**3**章　生活習慣病（NCDs）

35

28 冠危険因子について正しいものはどれか．1 つ選べ．

a 喫煙は冠危険因子となるが禁煙しても虚血性心疾患や脳卒中のリスクに変化はない．

b 糖尿病患者では非糖尿病患者より虚血性心疾患発症リスクが高いが特に男性のリスクが高い．

c 肥満者の割合はこの 10 年で急激に増加している．

d 加齢は虚血性心疾患と関連があり 70 歳以上でリスクが上昇するが女性の発症は男性より 10 年遅い．

29 急性心筋梗塞患者に対する回復期以降の運動強度決定方法について正しいものはどれか．1 つ選べ．

a 最高 HR－安静時 HR の 70％のレベル

b 70 歳以上は中強度とする．

c 嫌気性代謝閾値（AT 値）レベル

d 主観的運動強度 13～15

解 答・解 説

28：d

a．喫煙は冠危険因子であり，禁煙後 2～4 年で虚血性心疾患や脳卒中のリスクが約 1/3 に減少する．

b．糖尿病患者では非糖尿病患者より虚血性心疾患発症リスクが高いが特に女性のリスクが高い．

c．肥満者の割合はこの 10 年で男女とも

増減はみられないが，肥満は虚血性心疾患の独立した危険因子である．

29：c

a．最高 HR－安静時 HR の 40～60％のレベル

b．70 歳以上は低強度とする．

d．主観的運動強度 12～13

30 心臓リハビリテーションについて正しいものの組み合わせはどれか．1つ選べ．

a. 収縮期血圧＞200 mmHg，拡張期血圧＞110 mmHg の場合は低強度から運動を開始する．
b. 主観的運動強度は本人の主観に左右されるためトークテストも安全に利用できる．
c. 心臓リハビリテーションのための有酸素運動で中強度とは主観的運動強度 12～13 である．
d. 運動の頻度・強度・時間・種類のなかでは「頻度」が最も重要で毎日必ず運動を実施するようにする．

ア a・b　　イ b・c　　ウ c・d　　エ a・d

31 ロコモ度について正しいものの組み合わせはどれか．1つ選べ．

a. ロコモ度1はロコモティブシンドロームの始まりと考えられる．
b. 立ち上がりテストにおいて両脚20 cm で立ち上がれない場合はロコモ度1に相当する．
c. 2 Step 値 1.3 以下はロコモ度2に相当する．
d. 立ち上がりテストは片脚で行う場合は反動を利用してもよい．

ア a・b　　イ b・c　　ウ c・d　　エ a・d

30：イ
a. 収縮期血圧＞200 mmHg，拡張期血圧＞110 mmHg の場合は運動の絶対禁忌となる．
d. 運動の頻度・強度・時間・種類のなかでは「強度」が最も重要で，決して過剰な運動量にならないようにする．

31：ア
c. 2 Step 値 1.3 以下はロコモ度1に相当する．
d. 立ち上がりテストは片脚で行う場合は反動をつけずに立ち上がる．

32 高齢者の common disease について正しいものはどれか．1つ選べ．

a サルコペニアとは椎間板と後方の左右一対の椎間関節の軟骨が変成した状態をいう．

b 変形性脊椎症とは骨量の減少や骨質の低下により骨強度が低下した状態をいう．

c 脊柱管狭窄症とは脊椎の神経が通るトンネルが狭くなって神経が圧迫を受けた状態をいう．

d 変形性関節症とは筋肉の量の減少と筋力の低下により運動機能が低下した状態をいう．

33 ロコモティブシンドロームの判定方法について正しいものはどれか．1つ選べ．

a 2 Step テストは大股で2歩歩き，その距離を身長で割って2 Step 値を求める．

b ロコモ 25 は点数が低いほど運動器で不自由を自覚していることを表している．

c ロコモ 25 で 10 点は特定高齢者相当を抽出するカットオフ値である．

d 立ち上がりテストは最大歩行速度とよく相関する．

解答・解説

32：c

a．サルコペニアとは筋肉の量の減少と筋力の低下により，運動機能が低下した状態をいう．

b．変形性脊椎症とは軟骨の変性および骨性増殖を本態とし，これらの変化に伴い，関節痛，運動障害を生じた状態をいう．

d．変形性関節症とは関節の滑らかな動きを可能としている軟骨の変性により関節の腫脹・痛み，可動域制限を生じた状態をいう．

33：a

b．ロコモ 25 は点数が高いほど運動器で不自由を自覚していることを表している．

c．ロコモ 25 で 16 点は特定高齢者相当を抽出するカットオフ値である．

d．立ち上がりテストは体重に対する脚伸筋力の割合とよく相関する．

34 ロコモティブシンドローム・サルコペニア・フレイルについて正しいものはどれか．1つ選べ．

a 体重減少・疲れやすい・歩行速度の低下・握力低下・身体活動量低下のうち3項目以上該当するものをフレイルとする．

b ロコモティブシンドロームは身体的フレイルに包含される．

c ロコモ度2以上の割合は男性よりも女性に多い．

d ロコモティブシンドロームとは高齢期に生理的予備能力が低下することでストレスに対する脆弱性が亢進することをいう．

35 ロコモティブシンドロームの対処法について正しいものの組み合わせはどれか．1つ選べ．

a．スクワットは膝を第1趾より内側に向けながら90°以上深く曲げる．

b．開眼片脚立ちはバランストレーニングなので椅子などにつかまらずに行いバランス強化する．

c．スクワットは大腿四頭筋と同時にハムストリングスも緊張させつつ行う．

d．ロコモーショントレーニングは開眼片足立ちとスクワットで構成される．

ア a・b　　**イ** b・c　　**ウ** c・d　　**エ** a・d

解答・解説

34：a

b．身体的フレイルはロコモティブシンドロームに包含される．

c．ロコモ度2以上の割合は男女で統計的に差がない．

d．ロコモティブシンドロームは運動器の障害のため要介護になる危険の高い状態をいう．

35：ウ

a．スクワットは膝を第2趾の方向に曲げながらしゃがみ，直角以上にしない．

b．開眼片足立ちはつかまる所があるところや手や指で身体を支えながら行う．

36 米国リウマチ学会による膝・股関節の変形性関節症（OA）の分類基準について正しいものの組み合わせはどれか．1つ選べ．

a．股関節 OA の基準では赤血球沈降速度＜40 mm/時間が基準となる．
b．膝関節 OA の基準では赤血球沈降速度＜20 mm/時間が基準となる．
c．膝のこわばり＜30 分は膝 OA 特有の臨床所見である．
d．捻髪音は膝 OA 特有の臨床所見である．

ア a・b　　**イ** b・c　　**ウ** c・d　　**エ** a・d

37 変形性関節症（OA）・変形性脊椎症（脊椎 OA）について正しいものはどれか．1つ選べ．

a 膝 OA は女性より男性に多い．
b 脊椎 OA は男性より女性に多い．
c 肥満は OA の危険因子となる．
d 膝関節痛があれば，画像診断や臨床検査を行わなくても膝 OA と診断できる．

36：ウ
a．股関節 OA の基準では赤血球沈降速度＜20 mm/時間が基準となる．
b．膝関節 OA の基準では赤血球沈降速度＜40 mm/時間が基準となる．

37：c
a．膝 OA は男性より女性に多い．
b．脊椎 OA は女性より男性に多い．
d．膝 OA・脊椎 OA は軟骨の変性および骨性増殖を本態としているため，診断に画像評価が不可欠である．

38 OARSIガイドラインによる変形性関節症（OA）・変形性脊椎症（脊椎 OA）治療のエビデンスについて正しいものはどれか．1つ選べ．

a 経口ステロイドはエビデンスレベルがⅠbで50％の論文で有効とされている．

b 関節鏡視下デブリドメンはエビデンスレベルがⅣで有効割合は25％以下とされている．

c コンドロイチン硫酸はエビデンスレベルがⅠaで100％の論文で有効とされている．

d 筋力強化・患者教育はエビデンスレベルがⅠaで100％の論文で有効とされている．

39 骨粗鬆症について正しいものはどれか．1つ選べ．

a 椎体骨折の有病率は80歳代では女性で40％を超え男性はその1/3以下である．

b 1日約50g程度のアルコール摂取は骨粗鬆症による骨折の相対危険度を低下させる．

c 親が大腿骨骨折の場合も大腿骨骨折の相対危険度は変わらない．

d 高齢者にみられる骨折の頻度は踵骨→肋骨→上腕骨遠位端の順に高い．

解答・解説

38：d

a．経口ステロイドはエビデンスレベルがⅣで有効割合は25％未満とされている．

b．関節鏡視下デブリドメンはエビデンスレベルがⅠbで有効割合は50％以上とされている．

c．コンドロイチン硫酸はエビデンスレベルがⅠaで有効割合は25％以上とされている．

39：a

b．1日約40g程度のアルコール摂取は骨粗鬆症による骨折の相対危険度を1.38倍上昇させる．

c．親が大腿骨骨折の場合，大腿骨骨折の相対危険度は2.3倍増加する．

d．高齢者にみられる骨折の頻度は椎体骨折→大腿骨頸部骨折→橈骨遠位端骨折→上腕骨近位端骨折の順に高い．

41

40 人工膝関節・人工股関節について正しいものの組み合わせはどれか. 1つ選べ.

a. 人工膝関節施術後は直接膝を床につけず, 代償としておしり歩きなどの動作を指導する.

b. 人工股関節施術後は股関節の内転・内旋動作を避けるよう日常生活を指導する.

c. 人工膝関節施術後は早期に可動域を改善するため正座動作を指導する.

d. 人工関節の置換は OARSI 治療ガイドラインでもエビデンスレベルが Ⅰa で 50%の優位割合がある.

ア a・b   **イ** b・c   **ウ** c・d   **エ** a・d

3-9

41 慢性閉塞性肺疾患について正しいものの組み合わせはどれか. 1つ選べ.

a. 薬物療法にインフルエンザや肺炎球菌のワクチン接種がある.

b. 拡張剤吸入後のスパイロメトリーで1秒率の低下がみられる.

c. 慢性的に咳・喀痰・体動時呼吸困難がみられる.

d. 拡張剤吸入後のスパイロメトリーで肺活量の低下がみられる.

ア a・b   **イ** b・c   **ウ** c・d   **エ** a・d

解答・解説

40：ア

c. 人工膝関節施術後は膝の過屈曲を避ける.

d. 人工関節の置換は OARSI 治療ガイドラインでもエビデンスレベルが Ⅲ で 100%の優位割合がある.

41：イ

a. インフルエンザや肺炎球菌のワクチン接種は「非薬物療法」にあたる.

d. 拡張剤吸入後のスパイロメトリーで1秒率の低下がみられる.

42 慢性閉塞性肺疾患について正しいものはどれか．1つ選べ．

- **a** 禁煙しても疾患の進行は減少しない．
- **b** 肺弾性収縮力低下により最大吸気量が減少するため呼吸数が増加する．
- **c** 1秒率とは最大吸気位から最大呼気位まで一気に呼出させた呼出量のことである．
- **d** 胸式呼吸の指導を行う．

43 慢性閉塞性肺疾患の運動療法のための評価項目における必須の評価項目で正しいものはどれか．1つ選べ．

- **a** 動脈血ガス分析
- **b** 上肢・下肢筋力テスト
- **c** 心臓超音波検査
- **d** スパイロメトリー

44 運動誘発性喘息について正しいものはどれか．1つ選べ．

- **a** 水泳で起きにくく，短距離走の繰り返しや中距離走で起きやすい．
- **b** 好中球主体の慢性炎症性気道疾患である．
- **c** マスクはできるだけ着用させない．
- **d** 発症すると1時間以上症状が回復しない．

解 答・解 説

42：b
- a．禁煙により1秒率の減少速度が低下する．
- c．1秒率とは最初の1秒間に吐き出された空気の量のことである．
- d．口すぼめ呼吸や腹式呼吸を指導する．

43：d
必須の評価項目は，フィジカルアセスメント，スパイロメトリー，胸部単純X線写真，心電図，呼吸困難（安静時・労作時），経皮的酸素飽和度（SpO_2），フィールド試験（6分間歩行試験，シャトルウォーキング試験），握力である．

44：a
- b．運動誘発性喘息は好酸球を主体とする慢性炎症性気道疾患である．
- c．マスクの着用は効果的である．
- d．運動終了の数分後から一過性の気管支収縮をきたし60分以内に自然回復する．

45 口すぼめ呼吸について正しいものの組み合わせはどれか．1つ選べ．

a．口すぼめ呼吸は気道内圧を上昇させる．

b．口すぼめ呼吸は呼吸時間を短縮させる．

c．機能的残気量が増加する．

d．口すぼめ呼吸は1回換気量が増加する．

ア a・b　　**イ** b・c　　**ウ** c・d　　**エ** a・d

3-10

46 がん（悪性新生物）について正しいものの組み合わせはどれか．1つ選べ．

a．男性は胃・大腸・肺・前立腺のがん罹患数が特に多い．

b．女性は乳房・大腸・胃・子宮・肺のがん罹患数が特に多い．

c．がん（悪性新生物）はわが国の死亡原因の第4位である．

d．最新のデータでは男性の部位別がん死亡率は胃がんが第1位である．

ア a・b　　**イ** b・c　　**ウ** c・d　　**エ** a・d

解答・解説

45：エ

b．口すぼめ呼吸は呼吸時間を延長させる．

c．機能的残気量が減少する．

46：ア

c．がん（悪性新生物）はわが国の死亡原因の第1位である．

d．最新のデータでは男性の部位別がん死亡率は肺がんが第1位である．

47 がん予防およびがん検診について正しいものはどれか．1つ選べ．

a ブリンクマン指数とは胃がんとの関連性をチェックするものである．

b 乳がん検診は40歳以上の女性を対象に実施される．

c 子宮がんの健診対象は子宮体がんである．

d 大腸がんの健診では便潜血検査と内視鏡検査の両方を必ず検査する必要がある．

48 運動・食事と発がんリスクについて正しいものはどれか．1つ選べ．

a 熱い飲食物は確実に胃がんのリスクを上昇させる．

b 野菜・果物は結腸がんのリスクを低下させるかは証拠不十分である．

c 運動は確実に結腸がんのリスクを低下させる．

d 肥満は肺がんのリスクを上昇させる．

解 答・解 説

47：b

a．肺がんの健診は胸部X線とブリンクマン指数が600以上の喫煙者を対象とした喀痰細胞診の組み合わせである．

c．子宮がんの健診対象は子宮頸がんである．

d．大腸がんの健診は便潜血検査と内視鏡検査があるが簡便性などの理由から便潜血検査を行う．

48：c

a．熱い飲食物は口腔がん，咽頭がん，食道がんのリスクを上昇させる．

b．野菜・果物は口腔がん，食道がん，胃がん，大腸がんのリスクを低下させる可能性がある．

d．肥満は食道がん，大腸がん，乳がん（閉経後），子宮体がん，腎臓がんのリスクを上昇させる．

49 特定のがんサバイバーに対する運動プログラムについて正しいものの組み合わせはどれか. 1つ選べ.

a. ストーマ使用者にはウエイトリフティング時にバルサルバ法を使用する.
b. 骨転移を有する者には過屈曲・過伸展・ひねり運動など高い負荷を避ける.
c. 日光照射は二次皮膚がんのリスクを高める.
d. 末梢神経障害を有する者にレジスタンス運動は禁忌である.

ア a・b　**イ** b・c　**ウ** c・d　**エ** a・d

50 日本人のためのがん予防法について正しいものはどれか. 1つ選べ.

a BMIは男女とも BMI 23 未満を維持する.
b 飲食物は熱い状態でとらない.
c 食塩は男女とも1日当たり10g未満とする.
d 飲酒する場合にはアルコール濃度にかかわらずコップ2杯までとする.

解答・解説

49：イ
a. ストーマ使用者には大腸ヘルニア予防のためにウエイトリフティングは低い抵抗から行い, バルサルバ法を避ける.
d. 末梢神経障害を有する者には, レジスタンス運動を推奨する.

50：b
a. BMIは男性21~27, 女性21~25を維持する.
c. 食塩は1日当たり男性9g, 女性7.5g 未満とする.
d. 飲酒する場合にはアルコール換算で1日23gまでとする.

3-11

51 認知症について正しいものの組み合わせはどれか．1つ選べ．

a．認知症の7~8割はレビー小体型認知症である．

b．アルツハイマー型認知症は前駆的な認知機能が低下した期間が存在する．

c．運動をよく行い活動量の高い人はまったく運動をしない人と比較して認知症になるリスクが低い．

d．脳血管性認知症の危険因子では遺伝子的因子が最もリスクが高い．

ア a・b **イ** b・c **ウ** c・d **エ** a・d

52 軽度認知障害（MCI）について正しいものはどれか．1つ選べ．

a 記憶に問題を有する健忘型MCIの半数が3年以内にアルツハイマー型認知症に移行する．

b MCIの診断基準には，複雑な手段的機能がかなり障害されていることが含まれる．

c 運動は脳血流量を改善させるが，脳萎縮領域は減少しない．

d 一度MCIと診断された場合，正常の認知機能に回復することはない．

解答・解説

51：イ

a．認知症の7~8割はアルツハイマー型認知症と脳血管性認知症である．

d．脳血管性認知症の危険因子には運動不足，肥満，食塩の摂取，飲酒，喫煙，高血圧，脂質異常症，糖尿病や心疾患などがある．

52：a

b．MCIの診断基準では，複雑な手段的

機能は正常か障害があっても最少である．

c．運動は脳血流量を改善させ，加齢による認知機能低下と関連した領域の脳の容量が増加する可能性がある．

d．MCIは認知症に移行する危険性が高い反面，正常の認知機能に回復する場合もある．

53 認知症発症リスク低減に関連することが明らかになっている食物について正しいものはどれか．1つ選べ．

a 白米

b 魚

c 肉

d 卵

54 軽度認知障害（MCI）について正しいものはどれか．1つ選べ．

a 認知症ではないが正常ともいい難い軽度の認知機能低下を有する状態をいう．

b MCIの診断基準には日常生活に障害を有することが含まれる．

c MCIから認知症に移行する危険性は高く，正常な認知機能に回復する可能性はない．

d 全MCIでアルツハイマー型認知症に移行する確率が最も高いのが非健忘型のみのMCIである．

解答・解説

53：b
食習慣では，魚の摂取，野菜や果物の摂取，ワインの摂取などがリスクを低下させることがわかっている．

54：a
b．MCIの診断基準には日常生活能力は維持されていることが含まれる．

c．MCIから認知症に移行する危険性は高いが，正常な認知機能に回復する可能性がある．

d．全MCIでアルツハイマー型認知症に移行する確率が最も高いのが非健忘型＋ほかの機能障害を有するタイプのMCIである．

55 認知症予防について正しいものの組み合わせはどれか．1つ選べ．

a．仕事による身体活動が最も認知症・認知機能低下の予防効果に根拠がある．
b．MCIに対する身体活動は脳血流量は増加させるが認知症の進行は遅らせることはできない．
c．対人接触がなく閉じこもりがちの人は認知症・認知機能低下の発症リスクが8倍高い．
d．チェスやトランプ，新聞や本を読むなどの知的活動は認知症発症のリスク低下に有効である．

ア a・b　　**イ** b・c　　**ウ** c・d　　**エ** a・d

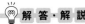

55：ウ

a．仕事による身体活動は認知症・認知機能低下のリスクを減少させていなかったという報告がある．

b．MCIに対する身体活動は認知症の進行を遅らせる可能性がある．

第 **4** 章

運動生理学

4-1　呼吸器系と運動
4-2　循環器系と運動（1）（2）
4-3　脳・神経系と運動（1）（2）
4-4　骨格筋系と運動（1）（2）
4-5　内分泌系と運動
4-6　運動と免疫能
4-7　環境と運動（1）（2）

（髙見京太）

4-1

1 運動時の呼吸筋に関する記述で正しいものの組み合わせはどれか. 1つ選べ.

a. 呼吸筋には横隔膜と外肋間筋が含まれる.
b. 呼吸筋は呼吸運動を通じて酸素の取り込みを助ける.
c. 呼気時に横隔膜が収縮する.
d. 吸気時に内肋間筋が収縮する.

ア a・b **イ** b・c **ウ** c・d **エ** a・d

2 運動時の酸素摂取に関する記述で正しいものの組み合わせはどれか. 1つ選べ.

a. 酸素摂取量は運動強度に比例して増加する.
b. 酸素摂取量は肺の容量に依存する.
c. 酸素摂取量は心拍数に依存しない.
d. 酸素摂取量は最大酸素摂取量に制限される.

ア a・b **イ** b・c **ウ** c・d **エ** a・d

3 呼吸運動に関する記述で誤っているものはどれか. 1つ選べ.

a 吸気時には横隔膜の収縮により胸腔内圧が低下する.
b 肋間筋の収縮は呼気時にのみ行われる.
c 呼吸運動はおもに横隔膜と肋間筋の働きによって行われる.
d 呼気時には横隔膜の弛緩により胸腔内圧が増加する.

解答・解説

1：ア
　c. 呼気時には横隔膜は弛緩する.
　d. 吸気時には外肋間筋が収縮する.
2：エ
　b. 酸素摂取量は肺の容量だけでなく, 心

肺機能全体に依存する.
　c. 酸素摂取量は心拍数にも依存する.
3：b
　肋間筋の収縮は吸気時にも行われる.

4 運動時の肺換気に関する記述で正しいものの組み合わせはどれか.
1つ選べ.

a．肺換気量は運動強度に比例して増加する.

b．換気閾値は最大酸素摂取量の60％程度である.

c．換気量は運動中には一定である.

d．呼吸リズムは運動中に変化しない.

ア a・b　　**イ** b・c　　**ウ** c・d　　**エ** a・d

第**4**章 運動生理学

5 運動時の呼吸に関する記述で<u>誤っている</u>ものはどれか. 1つ選べ.

a 運動時には肺換気量が増加する.

b 運動時には肺血流量が増加する.

c 運動時には酸素消費量が減少する.

d 運動時には二酸化炭素排出量が増加する.

4-2

6 運動時の心拍数を調節する自律神経およびホルモンに関する記述
で<u>誤っている</u>ものはどれか. 1つ選べ.

a 心臓交感神経は心拍数を増加させる.

b 心臓副交感神経は心拍数を低下させる.

c 副腎髄質から分泌されるアドレナリンは心拍数を増加させる.

d 副腎髄質から分泌されるノルアドレナリンは心拍数を減少させる.

解 答・解 説

4：ア
　c．換気量は運動中に増加する.
　d．呼吸リズムは運動強度によって変化する.

5：c
　運動時には酸素消費量が増加する.

6：d
　ノルアドレナリンも心拍数を増加させる.

53

7 運動時の1回拍出量を調節する要因に関する記述で正しいものの組み合わせはどれか. 1つ選べ.

a. 心筋収縮力が低下すると1回拍出量は増加する.
b. 静脈還流量が増加すると1回拍出量は増加する.
c. 運動時には心室拡張終期容積（EDV）が増加する.
d. 高強度の運動時には心室収縮終期容積（ESV）が増加する.

ア a・b　　**イ** b・c　　**ウ** c・d　　**エ** a・d

8 運動時の血流再配分に関する記述で正しいものの組み合わせはどれか. 1つ選べ.

a. 運動時には心拍出量の大部分が活動筋に向かう.
b. 非活動組織の血流は運動時に増加する.
c. 交感神経による血管収縮作用は運動時の血流再配分に関与しない.
d. 活動筋では乳酸などの代謝産物が血管を拡張させる.

ア a・b　　**イ** b・c　　**ウ** c・d　　**エ** a・d

解答・解説

7：イ
a. 心筋収縮力が低下すると1回拍出量は減少する.
d. 高強度の運動時には心室収縮終期容積（ESV）は減少する.

8：エ
b. 非活動組織の血流は運動時に減少する.
c. 交感神経による血管収縮作用は運動時の血流再配分に関与する.

9 静的運動と動的運動における血圧応答に関する記述で正しいものの組み合わせはどれか．1つ選べ．

a．静的運動中の収縮期血圧はおもに筋肉の収縮による血管の圧迫によって上昇する．

b．動的運動中の血圧は心拍出量の増加により大幅に上昇する．

c．静的運動中には拡張期血圧が大幅に低下する．

d．動的運動中の血圧は総末梢血管抵抗の減少によりわずかに上昇する．

ア a・b　**イ** b・c　**ウ** c・d　**エ** a・d

10 運動時の循環器系の反応に関する記述で正しいものの組み合わせはどれか．1つ選べ．

a．運動時には血圧が低下する．

b．運動時には心拍数が増加する．

c．運動時には心拍出量が増加する．

d．運動時には全身の末梢血管抵抗が一律に減少する．

ア a・b　**イ** b・c　**ウ** c・d　**エ** a・d

第**4**章　運動生理学

解答・解説

9：エ

　b．動的運動中の血圧は総末梢血管抵抗の減少によりわずかに上昇する．

　c．静的運動中には拡張期血圧が低下しない．

10：イ

　a．運動時には血圧が上昇する．

　d．運動時には末梢血管抵抗は増加する．

55

4-3

11 ニューロンの構造に関する記述で正しいものの組み合わせはどれか．1つ選べ．

a．ニューロンは細胞体，樹状突起，軸索の３つの要素から構成される．
b．細胞体にはシナプス小胞が多数存在する．
c．樹状突起は通常１本の長い突起である．
d．軸索終末はほかのニューロンの細胞体や樹状突起に接続する．

ア a・b　　**イ** b・c　　**ウ** c・d　　**エ** a・d

12 中枢神経系に関する記述で正しいものの組み合わせはどれか．1つ選べ．

a．中枢神経系は脳と脊髄からなる．
b．中枢神経系のニューロンの集団は神経節と呼ばれる．
c．脳幹は大脳皮質と小脳を含む．
d．小脳は脳幹の背側に位置する．

ア a・b　　**イ** b・c　　**ウ** c・d　　**エ** a・d

解答・解説

11：エ
　b．シナプス小胞は軸索終末に存在する．
　c．樹状突起は通常複数の短い突起である．

12：エ
　b．中枢神経系のニューロンの集団は核と呼ばれる．
　c．脳幹は中脳，橋，延髄から構成される．

13 運動ニューロンと運動単位に関する記述で正しいものの組み合わせはどれか．1つ選べ．

a．α運動ニューロンは骨格筋を支配し，運動の発現に関与する．

b．α運動ニューロンの神経支配比はすべての筋で同じである．

c．α運動ニューロンはおもに感覚ニューロンの入力を受ける．

d．運動単位は1つのα運動ニューロンとその支配する筋線維で構成される．

ア a・b　　**イ** b・c　　**ウ** c・d　　**エ** a・d

14 自律神経系に関する記述で正しいものはどれか．1つ選べ．

a 交感神経系はエネルギーを貯蔵する状態に向けて働く．

b 副交感神経系は身体を活動的にする．

c 自律神経系の遠心路には節前ニューロンと節後ニューロンがある．

d 交感神経系と副交感神経系の作用は同じである．

15 運動時の脳・神経系の反応に関する記述で誤っているものはどれか．1つ選べ．

a 運動時には脳血流量が増加する．

b 運動時には神経伝達物質の放出が増加する．

c 運動時には感覚入力が減少する．

d 運動時には中枢神経系の活動が増加する．

解答・解説

13：エ

b．α運動ニューロンの神経支配比は筋によって異なる．

c．α運動ニューロンはおもに脳からの指令を受ける．

14：c

a．交感神経系はエネルギーを消費する状態に向けて働く．

b．副交感神経系は身体を休息させる．

d．交感神経系と副交感神経系の作用は逆である．

15：c

運動時には感覚入力が増加する．

16 骨格筋の構造に関する記述で正しいものの組み合わせはどれか．1つ選べ．

a．筋線維は単核細胞で構成されている．
b．骨格筋は筋線維，結合組織，神経，血管からなる器官である．
c．筋線維束は筋線維の束であり，その周囲は筋膜に覆われている．
d．筋の両端は直接，骨に接続される．

ア a・b　　イ b・c　　ウ c・d　　エ a・d

17 筋収縮のメカニズムに関する記述で誤っているものはどれか．1つ選べ．

a 筋収縮はおもにカルシウムイオンの濃度変化によって調節される．
b ミオシン頭部がアクチンと結合・解離を繰り返すことで筋収縮が生じる．
c ATPの消費は筋収縮に影響しない．
d 筋小胞体はカルシウムの放出と再吸収を行う．

解答・解説

16：イ
a．筋線維は多核細胞で構成されている．
d．筋の両端は腱を介して骨に接続される．

17：c
ATPの消費は筋収縮に必要である．

18 筋線維のタイプに関する記述で正しいものの組み合わせはどれか. 1つ選べ.

a. 速筋線維（タイプⅡa）は収縮速度が速く，乳酸系が発達しているが酸化系は発達していない.

b. 遅筋線維（タイプⅠ）は持久力に優れ，酸化系が発達している.

c. タイプⅡb線維はヒトでは非常に少ない.

d. ミトコンドリアの密度は速筋線維で高い.

ア a・b　　**イ** b・c　　**ウ** c・d　　**エ** a・d

19 運動単位の動員に関する記述で正しいものの組み合わせはどれか. 1つ選べ.

a. 運動単位のサイズは筋の収縮速度に影響を与えない.

b. 運動単位は1つの運動神経とそれが支配するすべての筋線維で構成される.

c. 動員順序は「サイズの原理」に従い，小さい運動単位から順に動員される.

d. 速筋線維は持久力のある運動でおもに動員される.

ア a・b　　**イ** b・c　　**ウ** c・d　　**エ** a・d

第4章 運動生理学

解答・解説

18：イ

a. 速筋線維（タイプⅡa）は酸化系も発達している.

d. ミトコンドリアの密度は遅筋線維で高い.

19：イ

a. 運動単位のサイズは筋の収縮速度に影響する.

d. 速筋線維は短時間で高強度の運動でおもに動員される.

59

20
筋肉の構造に関する記述で正しいものの組み合わせはどれか．1つ選べ．

a．筋線維は多核細胞である．
b．筋線維束は筋膜に囲まれている．
c．筋線維は筋膜に囲まれている．
d．筋線維は単核細胞である．

ア a・b　**イ** b・c　**ウ** c・d　**エ** a・d

4-5

21
ホルモンの作用特性に関する記述で正しいものはどれか．1つ選べ．

a ホルモンは特定の内分泌腺で生成され，特定の標的器官に作用する．
b ホルモンの作用はすべて同一の細胞内受容体を介して行われる．
c エンドクリン作用はホルモンが分泌器官自身に作用することをさす．
d パラクリン作用はホルモンが血中を通じて遠隔の器官に作用することをさす．

解 答・解 説

20：ア
　c．筋線維は筋内膜に囲まれているが，筋束全体は筋外膜に覆われている．
　d．筋線維は多核細胞である．

21：a
　b．ホルモンの作用は特定の細胞内受容体を介して行われる．
　c．エンドクリン作用はホルモンが血中を通じて遠隔の標的器官に作用することをさす．
　d．パラクリン作用はホルモンが近隣の細胞に作用することをさす．

22 運動ストレスによるホルモン反応に関する記述で正しいものの組み合わせはどれか．1つ選べ．

a．運動時のアドレナリン分泌は交感神経系の抑制による．

b．HPA軸は運動ストレスに反応して副腎皮質からコルチゾールを分泌する．

c．高強度運動ではACTHとアドレナリンの分泌が運動強度依存的に増加する．

d．コルチゾールは運動による筋肉の損傷を防ぐために分泌される．

ア a・b　　**イ** b・c　　**ウ** c・d　　**エ** a・d

23 運動時の糖代謝に関与するホルモンに関する記述で正しいものの組み合わせはどれか．1つ選べ．

a．インスリンは血糖値を上昇させる．

b．グルカゴンは肝臓のグリコーゲン分解を促進し，血糖値を上昇させる．

c．アドレナリンは筋肉のグリコーゲン分解を促進する．

d．コルチゾールは糖新生を抑制し，血糖値を上昇させる．

ア a・b　　**イ** b・c　　**ウ** c・d　　**エ** a・d

解答・解説

22：イ

a．運動時のアドレナリン分泌は交感神経系の活性化による．

d．コルチゾールはストレス応答として分泌される．

23：イ

a．インスリンは血糖値を低下させる．

d．コルチゾールは糖新生を促進し，血糖値を上昇させる．

24

運動時の脂質代謝に関与するホルモンに関する記述で正しいものの組み合わせはどれか. 1 つ選べ.

a. アドレナリンは脂肪組織の脂肪分解を促進する.
b. インスリンは脂肪組織の脂肪分解を促進する.
c. 成長ホルモン（GH）は脂肪酸の動員を抑制する.
d. グルカゴンは脂肪組織の脂肪分解を促進し，脂肪酸の動員を増加させる.

ア a・b　**イ** b・c　**ウ** c・d　**エ** a・d

25

運動時のホルモン反応に関する記述で正しいものの組み合わせはどれか. 1 つ選べ.

a. 運動時にはインスリンの分泌が増加する.
b. 運動時にはグルカゴンの分泌が増加する.
c. 運動時にはアドレナリンの分泌が増加する.
d. 運動時にはコルチゾールの分泌が減少する.

ア a・b　**イ** b・c　**ウ** c・d　**エ** a・d

解答・解説

24：エ
b. インスリンは脂肪組織の脂肪分解を抑制する.
c. 成長ホルモン（GH）は脂肪酸の動員を促進する.

25：イ
a. 運動時にはインスリンの分泌が低下する.
d. 運動時にはコルチゾールの分泌が増加する.

4-6

26 免疫系の概要に関する記述で正しいものの組み合わせはどれか．
1つ選べ．

a．免疫系は，体外から侵入した微生物や異物を排除する生体防御の仕組みである．

b．免疫不全状態では感染症のリスクが低下する．

c．特異免疫は，おもにナチュラルキラー細胞によって行われる．

d．食細胞は抗原を認識し，特異的な免疫応答を引き起こす．

ア a・b **イ** b・c **ウ** c・d **エ** a・d

27 運動による免疫機能の変化に関する記述で正しいものの組み合わせはどれか．1つ選べ．

a．適度な運動は感染リスクを減少させるが，激しい運動は易感染性をもたらす．

b．激しい運動中には粘膜免疫の機能が向上する．

c．持久性運動後には血中の免疫グロブリン（IgG）の濃度が上昇する．

d．激しい運動後の上気道感染症のリスクは通常の2倍に達する．

ア a・b **イ** b・c **ウ** c・d **エ** a・d

第**4**章 運動生理学

💡 解 答・解 説

26：エ

b．免疫不全状態では感染症のリスクが増加する．

c．特異免疫はおもにリンパ球（T細胞・B細胞）によって行われる．

27：エ

b．激しい運動では粘膜免疫の機能が低下する．

c．持久性運動後には血中の免疫グロブリン（IgG）の濃度が低下する．

63

28 運動と炎症・アレルギー反応に関する記述で正しいものの組み合わせはどれか．1つ選べ．

a．適度な運動は抗炎症作用をもつ．

b．激しい運動はアレルギー反応を抑制する．

c．運動後には炎症性サイトカインの分泌が減少する．

d．激しい運動後にはアレルギー反応が増加する可能性がある．

ア a・b　**イ** b・c　**ウ** c・d　**エ** a・d

29 運動による体液性免疫・粘膜免疫に関する記述で正しいものの組み合わせはどれか．1つ選べ．

a．運動中には体液性免疫の活性が低下することがある．

b．粘膜免疫はおもに IgA 抗体によって保たれている．

c．持久性運動後には粘膜の IgA 分泌が増加する．

d．運動直後の粘膜免疫の低下は感染症のリスクを低下させる．

ア a・b　**イ** b・c　**ウ** c・d　**エ** a・d

解答・解説

28：エ

b．激しい運動はアレルギー反応を促進する．

c．運動後には炎症性サイトカインの分泌が増加する．

29：ア

c．持久性運動後には粘膜の IgA 分泌が低下する．

d．運動直後の粘膜免疫の低下は感染症のリスクを増加させる．

30 運動と免疫系の関係に関する記述で正しいものの組み合わせはどれか．1つ選べ．

a．運動は免疫機能を全般的に向上させる．
b．激しい運動後には免疫抑制が起こりやすい．
c．適度な運動は免疫機能を維持するために重要である．
d．運動による免疫系への影響は，運動強度や持続時間に関係しない．

ア a・b **イ** b・c **ウ** c・d **エ** a・d

4-7

31 高温環境下での運動に関する記述で正しいものの組み合わせはどれか．1つ選べ．

a．高温環境下では汗の蒸発が運動時の体温調節において重要である．
b．発汗による水分喪失は血液量を減少させることがある．
c．高温環境下での運動中には体温が低下しやすい．
d．高温環境下では心拍数が低下する傾向にある．

ア a・b **イ** b・c **ウ** c・d **エ** a・d

第**4**章 運動生理学

解 答・解 説

30：イ
a．運動は適度であれば免疫機能に有益だが，過度であれば有害である．
d．運動による免疫系への影響は，運動強度や持続時間に依存する．

31：ア
c．高温環境下では体温が上昇しやすい．
d．高温環境下では心拍数が上昇する．

65

32 寒冷環境下での運動に関する記述で正しいものの組み合わせはどれか．1つ選べ．

a．寒冷環境下での運動中には代謝熱が増加し，体温が上昇しやすい．
b．寒冷環境では皮膚血管が収縮し，体温の放散を防ぐ．
c．寒冷環境下での運動はエネルギー消費が増加する傾向にある．
d．寒冷環境では筋収縮の効率が向上する．

ア a・b **イ** b・c **ウ** c・d **エ** a・d

33 高地環境での運動に関する記述で正しいものの組み合わせはどれか．1つ選べ．

a．高地環境では血液の酸素運搬能力が低下する．
b．高地では酸素分圧が低下するため，酸素摂取が困難になる．
c．高地では最大酸素摂取量が低下し，持久性運動のパフォーマンスに影響を与える．
d．高地環境では筋肉への酸素供給が向上する．

ア a・b **イ** b・c **ウ** c・d **エ** a・d

解答・解説

32：イ
a．代謝熱は増加するが，熱損失が大きく体温維持が難しい．
d．寒冷環境では筋収縮の効率が低下する．

33：イ
a．高地環境では血液の酸素運搬能力が増加する．
d．高地環境では筋肉への酸素供給が減少する．

34 高地環境でのトレーニングに関する記述で正しいものの組み合わせはどれか．1つ選べ．

a．高地トレーニングでは赤血球数が減少する．
b．高地トレーニングは低地でのパフォーマンス向上に効果がある．
c．高地環境では乳酸閾値が低下する．
d．高地トレーニングは無酸素性運動のパフォーマンスを低下させる．

ア a・b　　**イ** b・c　　**ウ** c・d　　**エ** a・d

35 熱中症の予防に関する記述で正しいものの組み合わせはどれか．1つ選べ．

a．熱中症は軽度であれば放置しても問題ない．
b．高温環境下での運動前には十分な水分補給が必要である．
c．熱中症予防には適切な服装と日陰の確保が重要である．
d．熱中症は水分補給だけで防げる．

ア a・b　　**イ** b・c　　**ウ** c・d　　**エ** a・d

第**4**章　運動生理学

解答・解説

34：イ
　a．高地トレーニングでは赤血球数が増加する．
　d．高地トレーニングは無酸素性運動のパフォーマンスを向上させることがある．

35：イ
　a．熱中症は早期の対応が必要である．
　d．熱中症予防には水分補給以外にもさまざまな対策が必要である．

67

第 **5** 章

機能解剖とバイオメカニクス（運動・動作の力源）

5-1 バイオメカニクス：力学の基礎

5-2 バイオメカニクス：エネルギー論

5-3 機能解剖学概論（1）

5-4 機能解剖学概論（2）

5-5 陸上での運動・動作各論

5-6 水泳・水中運動

（角田佳貴）

5-1

1 運動と力に関する記述で正しいものはどれか．1つ選べ．

a 慣性力は物体を加速しようとするとき，加速度と同一方向に現れる．

b 力の3要素には①大きさ②作用点③重力が含まれる．

c 物体が動き出した直後の摩擦力を最大静止摩擦力という．

d 迎え角が大きく抵抗が大きいと揚力は減少する．

2 ニュートン力学に関する記述で正しいものはどれか．1つ選べ．

a 第3法則では等速運動をしている物体の状態を変えるには必ず力が必要だということを示している．

b 物体に力を加えた場合，その加速度は質量に反比例する．

c 第2法則に関する式は質量と力の積で求めることができる．

d 第1法則は作用・反作用の法則に関することを示している．

3 運動と力学の基礎に関する記述で正しいものの組み合わせはどれか．1つ選べ．

a．物体がその向きを変えずに，移動方向を変える場合を回転運動という．

b．外力の作用を受けないかぎり，運動量の総和は増加し続ける．

c．角運動量は運動量と回転中心からの距離の積として表される量のことである．

d．慣性モーメントを大きくすると回転速度は小さくなる．

ア a・b　　**イ** b・c　　**ウ** c・d　　**エ** a・d

解答・解説

1：d

a．慣性力は加速度と逆向きに現れる．

b．力の3要素には①大きさ②作用点③方向が含まれる．

c．物体が動き出す直前の摩擦力を最大静止摩擦力という．

2：b

a．第3法則→第1法則

c．第2法則に関する式は加速度と質量の積で求めることができる．

d．第1法則→第3法則

3：ウ

a．回転運動→曲線運動

b．外力の作用を受けないかぎり，運動量の総和は一定に保たれる．

70

全身運動と関節運動に関する記述で正しいものはどれか．1つ選べ．

a 直立静止時の身体重心は，臍よりも4〜5 cm上にある．
b 物体が重心点の位置を変えずに，向きだけを変える運動を並進運動という．
c 上体と下体を屈曲させるような場合には，重心点は身体の外に出る．
d 回転運動の大きさは単位時間当たりの移動距離の大小で表す．

5 姿勢変化と重心移動に関する記述について正しいものの組み合わせはどれか．1つ選べ．

a．人間が歩行を獲得するには生後約半年を要する．
b．人間の二足立位は本質的に不安定で，身体重心が揺れながら静止立位を保っている．
c．高齢者の歩行では歩行速度が減少し，歩隔が増大する．
d．高齢者のすり足歩行では，腓腹筋が働かず母趾球があまり挙上されない．

ア a・b　　イ b・c　　ウ c・d　　エ a・d

4：c
a．直立静止時の身体重心は，臍よりも4〜5 cm下にある．
b．並進運動→回転運動
d．回転運動→並進運動

5：イ
a．生後約半年→生後約1年
d．腓腹筋→前脛骨筋

6 力学的エネルギーにかかわる基礎知識に関する記述で正しいものの組み合わせはどれか．1つ選べ．

a．運動エネルギーとポテンシャルエネルギーを合わせたものを力学的エネルギーと呼ぶ．
b．力学的仕事が負であっても化学的エネルギーが筋に蓄積されることはない．
c．短縮性収縮をしている筋は身体のブレーキといえる．
d．地面反力の力学的仕事は正の値となる．

ア　a・b　　イ　b・c　　ウ　c・d　　エ　a・d

7 力学的仕事をする力としない力に関する記述で正しいものの組み合わせはどれか．1つ選べ．

a．力の作用点の移動距離がゼロの場合，力学的仕事は負の値となる．
b．物体に推進力が働くような状況では，力学的仕事は正の値となる．
c．力学的仕事の有無にかかわらず，筋が力を発揮する際は化学的エネルギーを消費する．
d．伸張性収縮の筋張力が発生した際，力学的仕事は正の値となる．

ア　a・b　　イ　b・c　　ウ　c・d　　エ　a・d

解答・解説

6：ア
　c．身体のブレーキ→身体の動力
　d．地面反力の力学的仕事はゼロである．

7：イ
　a．力の作用点の移動距離がゼロの場合，力学的仕事はゼロとなる．
　d．正の値→負の値

8 身体運動のエネルギー動態に関する記述で正しいものの組み合わせはどれか．1つ選べ．

a．筋は身体の動力と呼ばれることが多いが，エネルギー変換器ともいえる．

b．筋には力学的エネルギーを化学的エネルギーに変換する機構が備わっている．

c．等尺性収縮時の化学的エネルギーから力学的エネルギーへの変換効率は30～40％程度である．

d．ATP は加水分解される際に大きなエネルギーを放出する．

ア a・b　　**イ** b・c　　**ウ** c・d　　**エ** a・d

9 腱による弾性エネルギーの蓄積に関する記述で正しいものの組み合わせはどれか．1つ選べ．

a．腱はエネルギーの観点では化学的エネルギーの通り道といえる．

b．腱は筋張力を骨に伝える役目を担っている．

c．弾性特性を有することから弾性エネルギーを蓄積することができる．

d．歩行後半の推進局面において腱が伸長する現象が明らかになっている．

ア a・b　　**イ** b・c　　**ウ** c・d　　**エ** a・d

解 答・解 説

8：エ

b．筋には化学的エネルギーを力学的エネルギーに変換する機構が備わっている．

c．等尺性収縮時→短縮性収縮時

9：イ

a．化学的エネルギー→力学的エネルギー

d．歩行後半の推進局面において腱が短縮する現象が明らかになっている．

10 身体運動の力学モデルに関する記述で正しいものの組み合わせはどれか．1つ選べ．

a．剛体リンクモデルは身体を身体重心の1点に近似するモデルである．
b．身体重心モデルは動きの概要をとらえることに適している．
c．歩行は移動距離に対して消費されるエネルギーが走行と比較して少ない．
d．理想的な振り子の効率を100％としたとき，至適速度の自由歩行で効率は40％である．

ア a・b **イ** b・c **ウ** c・d **エ** a・d

5-3

11 ヒトの骨格の特徴に関する記述で正しいものはどれか．1つ選べ．

a 一般にヒトには300あまりの骨が存在するとされている．
b 上肢は肢帯を通じて，下肢は肩帯を通じて体幹につながる．
c 身体の骨格には血液を骨髄に貯蔵する機能がある．
d 骨にみられる形状には力学的ストレスを分散させる役割がある．

12 関節の特徴に関する記述で正しいものはどれか．1つ選べ．

a 関節全体は関節包で取り囲まれ，その内部は血液で満たされている．
b 手関節は一軸性関節に属する．
c 関節をつくっている面の形態と付属する靱帯の配列によって関節の自由度が決定する．
d 関節可動域はおもに2つの要因によって決まる．

解 答・解 説

10：イ
　a．剛体リンクモデル→身体重心モデル
　d．至適速度の自由歩行で効率は約65％である．
11：d
　a．ヒトには約200あまりの骨が存在するとされている．

　b．上肢は肩帯を通じて，下肢は肢帯を通じて体幹につながる．
　c．血液→カルシウム
12：c
　a．血液→滑液
　b．一軸性関節→二軸性関節
　d．2つ→3つ

13 アライメントと損傷に関する記述で正しいものの組み合わせはどれか．1つ選べ．

a．O脚と合併してみられるものに脛骨内反がある．

b．X脚では膝関節の内側に圧力がかかる．

c．女性のQ角の平均は10°前後である．

d．やぶにらみ膝は膝蓋骨が内側に向いている状態である．

ア a・b　　**イ** b・c　　**ウ** c・d　　**エ** a・d

14 骨格と筋のてこ作用に関する記述で正しいものはどれか．1つ選べ．

a 筋が骨に対して力を発揮する点を作用点という．

b 支点から力点までの距離をトルクという．

c 回転運動を引き起こす作用をモーメントアームという．

d てこの考えに則り，関節の回転中心を支点という．

💡 **解 答・解 説**

13：エ
　b．X脚では膝関節の外側に圧力がかかる．
　c．10°→15°

14：d
　a．作用点→力点
　b．トルク→モーメントアーム
　c．モーメントアーム→トルク

75

15 骨格と筋のてこ作用に関する記述で正しいものの組み合わせはどれか．1つ選べ．

a．肘関節伸展では，力点よりも作用点の距離が長くなる．

b．人体の骨格ではセグメント末端での負荷量より大きな筋力発揮を必要とする筋が多い．

c．姿勢を変化させても同一の筋にかかる負荷量は変化しない．

d．同じ筋張力を発揮した際，モーメントアームが短いほうが関節変位は小さくなる．

ア a・b **イ** b・c **ウ** c・d **エ** a・d

5-4

16 筋の機能解剖に関する記述で正しいものはどれか．1つ選べ．

a 人体には体重の 40〜50％を占める約 200 個の筋が存在する．

b 協働筋は主動筋に対してブレーキをかける機能をもつ．

c 関節を固定する必要がある際は共収縮が起こる．

d 大腿四頭筋のうち，大腿直筋と内側広筋は多関節筋の一種である．

17 羽状筋の特徴に関する記述で正しいものはどれか．1つ選べ．

a 紡錘状筋は短い筋線維と長い腱で構成される．

b 運動にかかわる体肢の多くの筋は板状筋である．

c 羽状筋の構造により単位体積当たりの筋線維数は減少している．

d 羽状筋の収縮による筋の厚さの変化は少ない．

解 答・解 説

15：ア
　c．姿勢の違いによりモーメントアームの差異が生まれ，負荷量も変化する．
　d．小さく→大きく

16：c
　a．200 個→ 400 個
　b．協働筋→拮抗筋
　d．内側広筋は単関節筋である．

17：d
　a．紡錘状筋は長い筋線維と短い腱で構成される．
　b．板状筋→羽状筋
　c．羽状筋の構造によって単位体積当たりの筋線維数を増やし大きな筋力を発揮できる．

18 筋出力の規定因子に関する記述で正しいものの組み合わせはどれか．1つ選べ．

a．静的な最大筋力を決める因子には大脳の興奮水準が含まれる．

b．動的最大筋力は筋線維組成の影響を強く受ける．

c．大脳の興奮水準は筋線維の太さを決定する．

d．並列に配置している筋節が多いほど収縮速度は速くなる．

ア a・b　**イ** b・c　**ウ** c・d　**エ** a・d

19 人体筋の力−長さ−速度関係に関する記述で正しいものはどれか．1つ選べ．

a 筋長が長くなる関節姿位になるほど発揮できる力が大きくなる．

b 筋の収縮速度が増加するにつれて発揮可能な筋力は増加する．

c 伸張性収縮よりも等尺性収縮のほうが大きな力を発揮する．

d ハムストリングスは力発揮範囲の小さい筋である．

解答・解説

18：ア
　c．筋線維の太さ→筋線維の動員の程度
　d．並列→直列

19：a
　b．筋の収縮速度が増加するにつれて発揮可能な筋力は低下する．

　c．等尺性収縮よりも伸張性収縮のほうが大きな力を発揮する．

　d．ハムストリングスは筋線維長の長い，力発揮範囲の非常に大きな筋である．

20 連続ジャンプ中の筋腱相互作用に関する記述で正しいものの組み合わせはどれか．1つ選べ．

a．アキレス腱は大きく短縮する．

b．下腿三頭筋は等尺性収縮に近い活動を行う．

c．アキレス腱は弾性エネルギーを再利用する．

d．筋は速い速度で活動する．

ア a・b　**イ** b・c　**ウ** c・d　**エ** a・d

5-5

21 歩行運動に関する記述で正しいものはどれか．1つ選べ．

a 遊脚相では足部の位置を保つために継続して腓腹筋が活動する．

b 1分間当たりのステップ数をストライドという．

c 75～78 m/分の歩行速度はエネルギー消費量が最も少ない．

d 加齢とともに歩幅は広くなる．

22 走行運動に関する記述で正しいものはどれか．1つ選べ．

a 支持期後半から空中期中間まで大腿をもち上げるために腸腰筋が活動する．

b 走行速度が8 m/秒以上になるとストライドが長くなる．

c 支持期から空中期への移行期には位置エネルギーは小さくなる．

d 競技レベルの高い中高年者でも短距離走では加齢によりピッチが低下する．

解答・解説

20：イ
　a．短縮→伸張
　d．筋は遅い速度で活動するので，力−速度関係から，大きな力を発揮しやすい．

21：c
　a．腓腹筋→前脛骨筋
　b．ストライド→歩調（ケイデンス）
　d．加齢とともに歩幅は狭くなる．

22：a
　b．走行速度が8 m/秒以上になるとストライドは少し短くなるがピッチが急増する．
　c．位置エネルギーは大きくなる．
　d．競技レベルの高い中高年者の短距離走では，加齢に伴ってピッチはそれほど低下しない．

23　歩行・走行運動に関する記述で正しいものの組み合わせはどれか. 1つ選べ.

a．通常の歩行では地面に足が着いている時期が40%ある.

b．歩幅を広げるか歩調を減少させることで歩行速度は高まる.

c．走行速度を高めると支持期が短くなり，地面反力は大きくなる.

d．走行速度を高めると身体重心を動かす外的仕事は直線的に増える.

ア a・b　　**イ** b・c　　**ウ** c・d　　**エ** a・d

24　跳躍運動に関する記述で正しいものはどれか. 1つ選べ.

a スクワットジャンプ中の腓腹筋の筋腱複合体の長さは増加する.

b 関節を伸ばす筋腱複合体の活動が，垂直跳びにおいては足，膝，股関節の順で現れる.

c 反動を使った垂直跳びの効果が現れるには主動作への素早い切り替えが必要である.

d 垂直跳びでの腕ふり動作は，振り上げる反作用の上向きの力を下肢各関節にかける.

解答・解説

23：ウ

a．40%→60%

b．歩幅を広げるか歩調を増加させることによって歩行速度は高まる.

24：c

a．増加する→変化しない

b．足，膝，股関節→股，膝，足関節の順で現れる.

d．上向き→下向き

25 投球動作に関する記述で正しいものの組み合わせはどれか．1つ選べ．

a．上手投げで大きなエネルギーを生み出すには，まず下肢の筋を活動させる．
b．上肢の筋は小さいがそれ自体で生み出せるエネルギーは大きい．
c．踏み出し足の着地前，軸足では股関節を外旋させ，踏み出し足を内旋させる．
d．上肢では反動動作を用いて多くの仕事をすることでボールのエネルギーを増大させる．

ア a・b　　**イ** b・c　　**ウ** c・d　　**エ** a・d

5-6

26 水泳・水中運動に関する記述で正しいものはどれか．1つ選べ．

a 水中で発生する浮力は重力と同一方向に働く．
b 身体各部に加わる水の抵抗は，速度の4乗に比例して大きくなる．
c 水中で発生する運動負荷の大きさは動きの速さを変えることで変更できる．
d 競泳では浮力があるため，わずかなエネルギーで記録を更新することも可能である．

💡 **解 答・解 説**

25：エ

b．上肢の筋は小さいのでそれ自体で生み出せるエネルギーは小さい．
c．踏み出し足の着地前，軸足では股関節を内旋させ，踏み出し足を外旋させる．

26：c

a．同一方向→逆向き
b．4乗→2乗
d．競泳では，移動速度の2乗に比例する抵抗の存在によって，わずかな記録の更新でも，大きなパワーやエネルギーの発揮が必要である．

80

27 水の物理的特性に関する記述で正しいものの組み合わせはどれか.
1つ選べ.

a．水は空気に比べて熱伝導率が40倍以上大きい.

b．濡れた皮膚表面が乾く過程で比熱が奪われると皮膚表面の熱が奪われる.

c．水中での姿勢により浮心の位置と浮力の大きさは変化する.

d．重心と浮心が鉛直線上に並んでいないと，身体にモーメントが働く.

ア a・b　　**イ** b・c　　**ウ** c・d　　**エ** a・d

28 水の物理的特性に関する記述で正しいものの組み合わせはどれか.
1つ選べ.

a．平泳ぎ以外の泳法では運動が激しくなっても，運動強度に伴って呼吸数を増やすことができない.

b．泳ぐ動作では身体は水平に保たれるため，立位姿勢に比べ下肢からの静脈還流量は減少する.

c．浮力の大きさは浸水部分の体積と同じ体積の水の重さに等しい.

d．ヒトの体を構成するさまざまな組織のほとんどは比重が1よりも大きい.

ア a・b　　**イ** b・c　　**ウ** c・d　　**エ** a・d

解 答・解 説

27：ウ
a．40倍→20倍
b．比熱→気化熱

28：ウ
a．平泳ぎ→背泳ぎ
b．静脈還流量は増加する.

第**5**章 機能解剖とバイオメカニクス（運動・動作の力源）

29 水の抵抗と揚力に関する記述で正しいものはどれか．1つ選べ．

a 水の密度は空気と比べ 1,000 倍以上大きい．

b 流体力のなかで移動方向に平行な成分を揚力，垂直な成分を抵抗と呼ぶ．

c クロールや背泳ぎのプル動作では抵抗による推進力が主である．

d 水泳では力が速度の 2 乗に比例するのでパワーは速度の 4 乗に比例して大きくなる．

30 水中運動に関する記述で正しいものの組み合わせはどれか．1つ選べ．

a．背泳ぎよりもクロールのほうがキックの推進力に対する貢献度は大きい．

b．クロールでは上肢のプルによる推進力が主である．

c．水中では下向きに働く重量ではなく，水平に働く水の抵抗が負荷となっている．

d．水中歩行では水深が深くなれば浮力の効果が大きくなり，抵抗が小さくなる．

ア a・b　　**イ** b・c　　**ウ** c・d　　**エ** a・d

解 答・解 説

29：c

a．1,000 倍→ 800 倍
b．流体力のなかで移動方向に平行な成分を抵抗，垂直な成分を揚力と呼ぶ．
d．水泳では力が速度の 2 乗に比例するのでパワーは速度の 3 乗に比例して大きくなる．

30：イ

a．クロールよりも背泳ぎのほうがキックの推進力に対する貢献度は大きい．
d．水中歩行では水深が深くなれば浮力の効果が大きくなり，抵抗も大きくなる．

第 6 章

健康づくり運動の理論

6-1 運動条件と適応・運動強度
6-2 筋力と筋量を増強するための運動条件とその効果
6-3 筋パワーと筋持久力を高めるための運動条件とその効果
6-4 全身持久力を高めるための有酸素性運動
6-5 障がい者の運動能力の特徴と運動
6-6 青少年期の成長発育と運動
6-7 女性の体力・運動能力の特徴と運動
6-8 加齢に伴う体力の低下と運動

（井上哲朗）

6-1

1 特異性の原理の説明として正しいものの組み合わせはどれか．1つ選べ．

a．身体活動・運動を行い，機能が向上したら，さらに高い強度，長い時間，高い頻度で行い，さらなる機能の向上を目指す．

b．身体活動・運動で刺激した部位や機能（体力）にのみトレーニング効果が現れる．

c．機能を高めなければならない筋に対し，運動による効果を求める場合，その筋や組織が活動するような運動・身体トレーニングを行わなければならない．

d．身体活動や運動で獲得された体力や効果は，身体活動や運動をやめてしまえば，徐々に失われていく．

ア a・b **イ** b・c **ウ** c・d **エ** a・d

2 漸進性の原則の説明について正しいものはどれか．1つ選べ．

a 体力の向上には少なくとも週3回以上，身体活動や運動を行うことが必要である．

b 鍛えている部位や速度，動作を意識して正確に行うことでより大きな効果が期待できる．

c 健康と関係の深い器官・臓器をまんべんなく向上させ，バランスのとれた身体をつくるような運動が必要である．

d 確実なトレーニング効果を得ようとする場合，トレーニングにおける運動負荷を徐々に高めていく必要がある．

解答・解説

1：イ
　a．過負荷の原理の説明
　d．可逆性の原理の説明

2：d
　a．反復性の原則の説明
　b．意識性の原則の説明
　c．全面性の原則の説明

3 絶対的運動強度の指標として正しいものはどれか．1つ選べ．

a %HRmax
b METs
c RPE
d RM

4 運動中に運動者が「非常にきつい」と感じるときの主観的運動強度（RPE）の値で正しいものはどれか．1つ選べ．

a 13
b 15
c 17
d 19

5 酸素摂取量からエネルギー消費量を簡易的に計算できる方法として正しいものはどれか．1つ選べ．

a 酸素1Lを摂取すると約3.5 kcal消費する．
b 酸素1Lを摂取すると約5 kcal消費する．
c 酸素1Lを摂取すると約8 kcal消費する．
d 酸素1Lを摂取すると約15 kcal消費する．

解 答・解 説

3：b
  a．相対的運動強度の指標
  c．相対的運動強度の指標
  d．相対的運動強度の指標

4：d
  a．ややきつい
  b．きつい
  c．かなりきつい

5：b

6 静的トレーニングとして正しいものはどれか．1つ選べ．

- a アイソキネティックトレーニング（isokinetic training）
- b アイソトニックトレーニング（isotonic training）
- c アイソメトリックトレーニング（isometric training）
- d プライオメトリックトレーニング（plyometric training）

7 等張性トレーニングの説明として正しいものの組み合わせはどれか．1つ選べ．

- a．90%1 RM を超える強度では，筋肥大よりも神経系の改善（運動単位の動員能力）に及ぼす効果のほうが大きい．
- b．筋を効果的に肥大させるためには，やや負荷強度を下げ（70〜85% 1 RM），同時にトレーニングの量を増やす必要がある．
- c．標準的な方法では，負荷強度が 65%1 RM 以下になると，筋肥大や筋力の増強の向上が主効果となる．
- d．トレーニング頻度は，週 2〜3 回が最適であり，週 1 回ではまったく効果がみられない．

ア　a・b　　イ　b・c　　ウ　c・d　　エ　a・d

解答・解説

6：c
　c 以外は動的トレーニング．

7：ア
　c．筋持久力の向上が主効果となる．
　d．週1回でも効果はある．

8 等速性トレーニングの説明として正しいものの組み合わせはどれか．1つ選べ．

a．高速でのエクササイズほど，力−速度関係に従い，絶対的な発揮筋力は高くなる．

b．等速性トレーニングでは，運動域全般を通じて一定の相対強度を維持することが不可能である．

c．高速度トレーニングは，神経系の改善効果は高いが，筋肥大効果は低い．

d．低速度トレーニングは，筋力増強および筋肥大効果が期待できる．

ア a・b **イ** b・c **ウ** c・d **エ** a・d

9 等尺性トレーニングの説明として正しいものの組み合わせはどれか．1つ選べ．

a．負荷の加減速に伴う急峻な力発揮や，偶発的な外力が作用しないため，外傷や障害の危険性がきわめて低い．

b．一定の筋力発揮を持続するため，筋内圧による末梢抵抗の上昇と圧反射により血圧が上昇しにくい．

c．トレーニングで用いた関節角度以外の筋力にも大きな増加がみられることが多い．

d．エネルギー消費が少なく，代謝的刺激に乏しいため，動的トレーニングに比べて，筋を肥大させる効果は低くなる．

ア a・b **イ** b・c **ウ** c・d **エ** a・d

解 答・解 説

8：ウ
a．低くなる．
b．可能である．

9：エ
b．上昇しやすい．
c．増加はみられない．

10 筋肥大効果の要因について正しいものの組み合わせはどれか．1つ選べ．

a．トレーニングによって肥大するのは，おもに遅筋線維である．

b．最大筋力の90％の筋力発揮を必要とする負荷を用いても，運動の初期からは速筋線維が動員されない．

c．30％1RM程度の低負荷強度でも，徹底的に容量を増やし，筋を強く疲労させることで，筋線維内のたんぱく質合成の上昇と，十分な筋肥大が起こる．

d．ゆっくりとした動作で行うスロートレーニングなどの工夫を取り入れることで，筋内を低酸素環境にし，筋線維の代謝的疲労を早めることも可能である．

ア a・b **イ** b・c **ウ** c・d **エ** a・d

6-3

11 筋パワーについて正しいものの組み合わせはどれか．1つ選べ．

a．筋パワーの測定方法の1つとして，ある特定の抵抗を動かしたときの力を求める．

b．筋パワーの測定方法の1つとして，動作速度が一定という条件下で発揮される力を測定する．

c．パワーは，力と速度の積で表される．

d．最大筋力の1/6に相当する力発揮においてピーク値（最大パワー）を示す．

ア a・b **イ** b・c **ウ** c・d **エ** a・d

💡 **解 答・解 説**

10：ウ
a．速筋線維
b．動員される．

11：イ
a．速度を求める．
d．1/3

12 筋パワーの個人差について正しいものの組み合わせはどれか. 1つ選べ.

a. 一般的に筋力の強い人ほど, 筋パワーは優れる.
b. 筋パワーの個人差は, 筋量における差としてとらえることもできる.
c. 最大筋力の向上や筋肥大をねらいとするトレーニングでは筋パワーの発揮能力を高めることは不可能である.
d. 動作速度が高くなればなるほど, そのとき発揮される筋パワーと最大筋力の関係は強くなる.

ア a・b **イ** b・c **ウ** c・d **エ** a・d

13 筋パワートレーニングの効果の実際について正しいものの組み合わせはどれか. 1つ選べ.

a. 0%負荷（無負荷）でのトレーニングは, 無負荷時の最大筋力を最も効果的に増加させる.
b. 等尺性最大収縮（100%負荷）でのトレーニング（速度＝ゼロ）は, 最大速度を増加するうえで, 効果的である.
c. 最大パワーに対する効果は, 30%負荷でのトレーニングが最も高い.
d. 低速度でのトレーニングは低速度でのパワー発揮に, 高速度でのトレーニングは高速度でのパワー発揮に, それぞれ効果が現れる.

ア a・b **イ** b・c **ウ** c・d **エ** a・d

解答・解説

12：ア
 c. 可能である.
 d. 弱くなる.

13：ウ
 a. 最大速度を最も効果的に増加させる.
 b. 最大筋力を増加する.

14 筋持久力について正しいものの組み合わせはどれか．1つ選べ．

a．筋持久力は，筋がいかに長く弛緩し続けることができるかを意味する能力である．
b．筋持久力は，心臓や肺などの働きが重要な役割を果たす全身持久力と同じである．
c．静的筋持久力は，一定の荷重を保持あるいは一定の筋力レベルを発揮し続ける時間が，能力を表す指標となる．
d．動的筋持久力は，一定のピッチでの一定の荷重の挙上・下降を反復させ，その最大反復回数が指標となる．

ア　a・b　　イ　b・c　　ウ　c・d　　エ　a・d

15 筋持久力トレーニングについて正しいものの組み合わせはどれか．1つ選べ．

a．筋持久力を高めるためには，低強度よりも高強度でのトレーニングが適している．
b．最大筋力に対する割合にして 50〜60％程度が至適なトレーニング強度である．
c．筋持久力のトレーニングでは，筋活動の持続時間が長いほど効果は大きく現れる．
d．トレーニングの実施に際しては，設定された負荷強度に対する個人の最大反復回数あるいは持続時間とするのが最も効果的である．

ア　a・b　　イ　b・c　　ウ　c・d　　エ　a・d

解答・解説

14：ウ
a．弛緩し続けること→収縮し続けること
b．同じではない．

15：ウ
a．高強度よりも低強度
b．20〜30％

6-4

16 エネルギー供給機構の説明として正しいものの組み合わせはどれか．1つ選べ．

a．ATP がなくなれば，筋活動は不可能となり，身体活動も停止する．

b．ATP は再合成されるため，非常に高い強度の運動後にも ATP の濃度はほとんど変化がない．

c．筋収縮のエネルギーは，ADP が ATP と無機リン酸に分解する化学反応である．

d．ATP は筋 1 kg 中に 7 mmol しかない．

ア a・b　　**イ** b・c　　**ウ** c・d　　**エ** a・d

17 酸素摂取量と最大酸素摂取量の説明として正しいものの組み合わせはどれか．1つ選べ．

a．運動強度が高まると酸素摂取量が下降する．

b．最大酸素摂取量の測定には，運動強度と酸素摂取量のレベリングオフを確認することが必要である．

c．レベリングオフが確認されなくても RER（respiratory exchange ratio），心拍数と運動後の血中乳酸濃度により，最大酸素摂取量と認定することもある．

d．レベリングオフが観察されない場合に観測された酸素摂取量の最高値も，最大酸素摂取量と呼ばれる．

ア a・b　　**イ** b・c　　**ウ** c・d　　**エ** a・d

第**6**章　健康づくり運動の理論

解 答・解 説

16：ア

c．ATP が ADP と無機リン酸に分解する．

d．4 mmol

17：イ

a．酸素摂取量は上昇する．

d．この場合には最高酸素摂取量と呼ばれる．

91

18 無酸素性運動について正しいものの組み合わせはどれか．1つ選べ．

a．無酸素性エネルギー供給機構には乳酸の産生の有無で4つの系が存在する．
b．乳酸性エネルギー供給系は，筋肉中にあるグリコーゲンあるいはグルコースからATPが産生される．
c．非乳酸性エネルギー供給系は，クレアチンリン酸をもとにATPを生化学的に再合成する．
d．酸素借は，当該運動の酸素需要量と酸素摂取量の和として求められる．

ア a・b　　**イ** b・c　　**ウ** c・d　　**エ** a・d

19 最大酸素摂取量を増加させるトレーニングの相対的運動強度について正しいものの組み合わせはどれか．1つ選べ．

a．%$\dot{V}O_2$max
b．%HRmin
c．1 RM
d．RPE

ア a・b　　**イ** b・c　　**ウ** c・d　　**エ** a・d

解答・解説

18：イ
　a．2つの系
　d．和→差

19：エ
　b．%HRmin→%HRmax
　c．筋力トレーニングの最大反復回数

20 最大酸素摂取量の健康・スポーツにおける意義について正しいものの組み合わせはどれか．1つ選べ．

a．最大酸素摂取量は持久性の競技力に大きな影響を与える．
b．全身持久力が高いと糖尿病や高血圧などの生活習慣病の発症リスクが高い．
c．最大酸素摂取量は加齢によって変化しない．
d．有酸素性トレーニングを中心とした持久系アスリートの心臓は，左心室の拡張期容積が増加し，さらに左室壁厚（左心室重量）が増加する．

ア a・b　　**イ** b・c　　**ウ** c・d　　**エ** a・d

6-5

21 身体障害の種類として正しいものの組み合わせはどれか．1つ選べ．

a．視覚障害
b．統合失調症
c．知能指数が70までの者
d．心臓，腎臓または呼吸器の機能の障害その他政令で定める障害

ア a・b　　**イ** b・c　　**ウ** c・d　　**エ** a・d

解答・解説

20：エ
b．発症リスクが高い→発症リスクが低い．
c．変化しない→低下する．

21：エ
b．精神障害
c．知的障害

22 障がい者の運動能力と運動指導について正しいものの組み合わせはどれか．1つ選べ．

a．医療機関における治療，あるいは狭義のリハビリテーションを目的とする身体運動も，場合によっては健康運動指導士が担当してもよい．

b．心身の障害および機能が安定化した人に対して医療的な目的以外で行われる運動は，理学療法士や作業療法士が担当し，健康運動指導士は担当できない．

c．対象者が有する障害の特徴をよく理解し，それに適した運動を指導する．

d．運動の可否，注意事項などに関する医師の所見を得るなど，医療サイドとの連携がとれていることが望ましい．

ア a・b **イ** b・c **ウ** c・d **エ** a・d

23 各種障害とその運動指導について正しいものの組み合わせはどれか．1つ選べ．

a．損傷した脊髄は，回復性であり，機能回復の程度は損傷の程度にもよるが，損傷前の状態に戻ることもある．

b．片麻痺者は麻痺側下肢の体重支持が低下するため，バランスを崩しやすい．

c．軽度の脳性麻痺では対麻痺などに比べて高度な運動技術の遂行も可能である．

d．知的障がい者は，健常者と比べて，概して体格が大きく，運動能力も高い．

ア a・b **イ** b・c **ウ** c・d **エ** a・d

💡 解 答・解 説

22：ウ
a．理学療法士や作業療法士が担当する．
b．健康運動指導士も担当できる．

23：イ
a．非回復性で戻ることはない．
d．体格が小さく，運動能力も低い．

24 障がい者の運動の意義について正しいものの組み合わせはどれか．1つ選べ．

a．障がい者は，積極的に運動しなくても，極端な運動不足に陥ることもなく，それによって種々の重篤な二次的障害や生活習慣病を招く危険性はない．

b．身体に障害がある人にとって健康・体力の保持増進を目的とした身体運動の必要性は健常者ほど高くない．

c．身体の一部に障害があると日常の身体活動量や基礎代謝の低下があり，健常者に比べて，心血管疾患や耐糖能異常を起こしやすい．

d．障がい者にとっては，健康管理や体力維持を目的とした身体運動がよりいっそう重要であることが指摘されている．

ア a・b　**イ** b・c　**ウ** c・d　**エ** a・d

25 三障害（身体，知的，精神）について正しいものの組み合わせはどれか．1つ選べ．

a．身体障がい者は，身体上の障害（①視覚障害，②聴覚又は平衡機能の障害，③音声機能，言語機能又はそしゃく機能の障害，④肢体不自由，⑤心臓，じん臓又は呼吸器の機能の障害その他政令で定める障害）がある０歳以上の者であって，都道府県知事から身体障害者手帳の交付を受けた者である．

b．知的障がい者は，知的機能の障害が発達期以降に現れ，日常生活に支障が生じているため，なんらかの特別の援助を必要とする状態にある者である．

c．精神障がい者とは，統合失調症，精神作用物質による急性中毒またはその依存症，知的障害，精神病質その他の精神疾患を有する者である．

d．知的障害の判断基準として，標準化された知能検査によって測定された結果，知能指数がおおむね90までの者である．

ア a・b　**イ** b・c　**ウ** c・d　**エ** a・d

解 答・解 説

24：ウ
a．危険性が増大する．
b．健常者以上に高い．

25：イ
a．18歳以上の者
d．70までの者

26 身長の発育について正しいものの組み合わせはどれか．1つ選べ．

a. 思春期における身長の発育が最も盛んになる時期の年間発育量は，平均で男子約8cm，女子で約7cmほどである．
b. 身長発育が最も盛んとなる年齢は，身長発育速度ピーク年齢（PHV 年齢）と呼ばれる．
c. PHV 年齢は，平均的には男女とも12歳近辺である．
d. 身長は遺伝的な要因よりも環境的な要因に強く影響される．

ア a・b   **イ** b・c   **ウ** c・d   **エ** a・d

27 スキャモンの発育曲線について正しいものの組み合わせはどれか．1つ選べ．

a. 一般型には，身長などの全身的形態，筋・骨格系，呼吸器，消化器，血管系，血液量などがあてはまる．
b. 成長型には，頭の大きさ，脳，脊髄，眼球などが含まれる．これらは乳幼児期における発育が顕著である．
c. リンパ型には，胸腺，リンパ節，扁桃腺などが含まれる．この型に属する組織の発育は，小学生期に成人の3倍近くにもなり免疫機能を高める．
d. 生殖型には，睾丸，精巣，子宮，卵巣，前立腺などが含まれる．

ア a・b   **イ** b・c   **ウ** c・d   **エ** a・d

26：ア
　c．男子は12歳，女子は10歳近辺である．
　d．遺伝的な要因に強く影響される．

27：エ
　b．神経型
　c．2倍

28 体型の変化について正しいものの組み合わせはどれか．1つ選べ．

a．発育につれて，全身に占める頭部の割合は，ほぼ変化しない．

b．カウプ指数は，幼児期（6歳頃）までは年齢による変化が少ないので乳幼児保健の分野で体型の評価に用いられる．

c．ローレル指数は身長充実指数とも呼ばれており，7歳頃から思春期に至るまでの肥満の評価に用いることがある．

d．カウプ指数は，成人期のローレル指数と同じ指数である．

ア a・b **イ** b・c **ウ** c・d **エ** a・d

29 発育期の体肢組成について正しいものの組み合わせはどれか．1つ選べ．

a．男子の皮下脂肪断面積は，12歳まで増加し，それ以降は減少の傾向を示す．

b．女子の皮下脂肪断面積は，11〜14歳にかけて急激に増加するが，それ以降も増加し続ける．

c．男子の筋断面積は，年齢が進むにつれて増加し，特に12歳以降の増加が著しく，その増加傾向は18歳頃まで続く．

d．女子の筋断面積は，年齢とともに徐々に増加する傾向を示し，14〜16歳前後まで増加していく．

ア a・b **イ** b・c **ウ** c・d **エ** a・d

🔆 解 答・解 説

28：イ
a．頭部の割合の縮小は顕著である．
d．ローレル指数と同じ→BMIと同じ．

29：ウ
a．14歳以降再び増加傾向を示す．
b．それ以降には増加がみられない．

30 持久性機能の発達とトレーニングについて正しいものの組み合わせはどれか. 1 つ選べ.

a. 男子の最大酸素摂取量は, 13〜15 歳にかけて急激に増加する.

b. 女子の最大酸素摂取量は, 14, 15 歳頃にピークとなり, その後顕著な増加はみられない.

c. 体重当たりの最大酸素摂取量は, 男女とも 15 歳頃までは緩やかに増加する.

d. 成長期の子どもにおいては, 日常的な身体活動レベルと有酸素的能力の間には関係性はみられない.

ア a・b   **イ** b・c   **ウ** c・d   **エ** a・d

6-7

31 女性の体力の特徴について正しいものの組み合わせはどれか. 1 つ選べ.

a. 握力は, 12 歳頃から 19 歳にかけて急激に性差が広がり, その後女性は男性の約 80%でほぼ一定となる.

b. 除脂肪体重当たりで示された脚筋力をみると, 男性よりも女性のほうが高いレベルにある.

c. 除脂肪体重当たりの最大無酸素性パワーは, 女性のほうが大きい.

d. 絶対値でみると, 無酸素性パワーも有酸素性パワーも, 女性は男性の約 1/2 の値となっている.

ア a・b   **イ** b・c   **ウ** c・d   **エ** a・d

解 答・解 説

30：ア

c. 男女とも 9, 10 歳頃までは緩やかに増加するが, それ以降は停滞傾向である.

d. 関係性はみられる.

31：イ

a. 60%

d. 約 2/3

32 妊婦スポーツの絶対的禁忌について正しいものの組み合わせはどれか．1つ選べ．

a．心疾患

b．高血圧

c．貧血またはほかの血液疾患

d．破水

ア a・b **イ** b・c **ウ** c・d **エ** a・d

33 女性のトレーナビリティについて正しいものの組み合わせはどれか．1つ選べ．

a．相対的に同じ内容のレジスタンストレーニングを行った場合，絶対的な筋力の増加量は男性のほうが大きいが，相対的な筋力の増加率は女性のほうが高い．

b．相対的に同じ内容のレジスタンストレーニングを行った場合，絶対的な筋肥大の増加は男性のほうが大きいが，相対的な筋肥大の増加率は女性のほうが高い．

c．持久性トレーニングによる最大酸素摂取量の改善の大きさには男女間で差がない．

d．相対的に同じ内容のトレーニングを行って増加した最大酸素摂取量の増加率は，女性のほうが高い値を示す．

ア a・b **イ** b・c **ウ** c・d **エ** a・d

解答・解説

32：エ
- b．相対的禁忌
- c．相対的禁忌

33：ウ
- a．相対的な筋力の増加率は男女ともほぼ等しい．
- b．相対的な筋肥大の増加率は男女ともほぼ等しい．

34 妊娠・出産と運動について正しいものの組み合わせはどれか．1つ選べ．

a. 妊娠中の運動は，短期的にも長期的にも，子宮内の胎児にとって利益になる．

b. 妊娠中運動し続けてきた母親から生まれた子どもは運動しなかった母親から生まれた子どもに比べ，特に優れたところはない．

c. 妊娠中や授乳期間中に運動を続けた人たちは，体重や体脂肪率の増加が多い．

d. 妊娠中や授乳期間中に運動を続けた人たちは，分娩が快適な状態で時間が短く，合併症も少なく，産後の回復も早い．

ア a・b　　**イ** b・c　　**ウ** c・d　　**エ** a・d

35 閉経期・閉経後の運動について正しいものの組み合わせはどれか．1つ選べ．

a. 骨盤底筋群を強化することによって，子宮脱の罹病性を減少させ，さらに女性に多くみられる尿失禁の予防につながる．

b. 定期的な有酸素性運動は，血中 HDL コレステロールを低下させ，心血管疾患の危険性を減少させる．

c. 適度な運動は，骨密度を減少させる．

d. 運動が閉経開始を遅らせる可能性や運動によって更年期障害を軽減し，不定愁訴が改善されたという報告がある．

ア a・b　　**イ** b・c　　**ウ** c・d　　**エ** a・d

解答・解説

34：エ
b. 多くの面で優れている．
c. 体重や体脂肪率の増加が少ない．

35：エ
b. HDL → LDL
c. 骨密度を維持，増加させる．

36 体力・運動能力のピークと加齢変化について正しいものの組み合わせはどれか．1つ選べ．

a．握力は，男女とも6歳から発達するが，男性が30〜34歳，女性が35〜44歳頃でピークに達し，以後，漸減する．
b．上体起こしは，男女とも6歳から発達し，14歳頃をピークに低下し，75〜79歳では若年期のピークのおよそ6割程度になっている．
c．20mシャトルランは男女とも20歳頃まで著しい向上を示し，その後数年間で緩やかな低下傾向が示される．
d．長座体前屈，反復横跳び，立ち幅跳びなどの指標では，男女とも6歳から発達し，男性が17歳頃，女性が19歳頃にピークを示し，その後緩やかに低下する．

ア a・b　　イ b・c　　ウ c・d　　エ a・d

37 加齢に伴う全身持久力の変化について正しいものの組み合わせはどれか．1つ選べ．

a．加齢に伴う最大酸素摂取量の低下率は，トップレベルの持久性アスリートよりも健常な非鍛錬者（一般人）のほうが大きい．
b．加齢に伴う最大酸素摂取量は，20歳代までにピークに達する．
c．年齢が高くなると最高心拍数（HRmax）が減少し，最大酸素摂取量の低下の要因になる．
d．加齢による最大酸素摂取量の低下率は，女性のほうが大きい．

ア a・b　　イ b・c　　ウ c・d　　エ a・d

解答・解説

36：エ
　b．3割程度
　c．14歳頃

37：イ
　a．アスリートのほうが大きい．
　d．男性と女性では，ほぼ同じである．

38 加齢に伴う筋機能の変化について正しいものの組み合わせはどれか．1つ選べ．

a．普通に生活している状況では20〜50歳まで筋量の約5〜10%程度が緩やかに減少する．
b．加齢に伴う筋量の減少をサルコペニアと呼ぶ．
c．筋力と筋断面積には負の相関が認められている．
d．高齢者における筋力の低下は，下肢よりも上肢筋群の低下が顕著である．

ア a・b **イ** b・c **ウ** c・d **エ** a・d

39 高齢者における有酸素運動と全身持久力の改善について正しいものの組み合わせはどれか．1つ選べ．

a．高齢者においても定期的な運動を実践した場合，最大酸素摂取量の改善率は若年者よりも低い．
b．加齢とともに血圧も高くなるが，運動の実践により収縮期および拡張期血圧への昇圧効果が期待される．
c．有酸素性運動は，呼吸循環機能を改善するが，何よりも糖・脂質代謝異常や血圧を改善する効果が期待される．
d．高齢者におけるトレーニング効果も運動量に依存し，トレーニング刺激が大きければ効果も大きい．

ア a・b **イ** b・c **ウ** c・d **エ** a・d

 解 答・解 説

38：ア
　c．正の相関
　d．上肢よりも下肢筋群の低下が顕著である．

39：ウ
　a．若年者と同じ程度である．
　b．昇圧効果→降圧効果

40 中高年齢者における筋機能向上のためのレジスタンス運動について正しいものの組み合わせはどれか．1つ選べ．

a．高齢者において定期的な運動やレジスタンス運動を行っても筋力，筋肥大，筋量の増加が認められない．
b．高齢者の筋線維量は，水泳やジョギングを行っている人ほど少ない．
c．中高年齢者においては，レジスタンス運動による糖代謝およびインスリン抵抗性の改善効果が注目されている．
d．高齢女性で定期的に運動している人は，行っていない人に比べて骨密度が高い．

ア a・b　　**イ** b・c　　**ウ** c・d　　**エ** a・d

40：ウ
a．筋力，筋肥大，筋量の増加が認められる．
b．多い

第 **7** 章

運動傷害と予防

7-1　内科的障害と予防（1）（2）

7-2　外科的損傷（頭部，頸部，上肢，体幹）

7-3　外科的損傷（腰部，下肢）

（田辺達磨）

7-1

1 貧血のなかで最も多い原因として正しいものはどれか．1つ選べ．

- **a** 鉄の摂取量不足
- **b** 鉄の需要増大
- **c** 鉄の排泄増大
- **d** 鉄の吸収障害

2 オーバートレーニング症候群の予防として正しいものはどれか．1つ選べ．

- **a** 運動中に良質な脂質を摂取する．
- **b** 高ストレス期間の後はトレーニング量や頻度を減少させる．
- **c** 競技会に向けてトレーニングの量を増やす．
- **d** 睡眠は予防に含まれない．

3 内科的急性スポーツ障害の記述で正しいものの組み合わせはどれか．1つ選べ．

- a．急性アナフィラキシーショック（運動誘発）ではステロイドを吸引させることがある．
- b．運動誘発性喘息では発症時にエピネフリン注射（エピペン®）を使用する．
- c．過換気症候群は呼吸性アルカローシスになる．
- d．side stitch（運動時側腹部痛）の予防として運動前は繊維物の少ない食事をとる．

ア a・b　　**イ** b・c　　**ウ** c・d　　**エ** a・d

💡 解 答・解 説

1：a
貧血のなかでは鉄欠乏性貧血が多く，原因として鉄の摂取量不足が最多である．

2：b
a．運動中には適切な炭水化物を摂取する．
c．競技会に向けてテーパリングを行う．

d．適切な睡眠を確保する．

3：ウ
a．急性アナフィラキシーショック（運動誘発）ではエピネフリン注射（エピペン®）を使用する．
b．運動誘発性喘息では発症時にステロイドを吸引させることがある．

106

4 内科的慢性スポーツ傷害で正しいものの組み合わせはどれか．1つ選べ．

a．熱中症
b．心筋梗塞
c．高尿酸血症
d．貧血

ア　a・b　　イ　b・c　　ウ　c・d　　エ　a・d

5 熱中症の記述で正しいものの組み合わせはどれか．1つ選べ．

a．熱中症の予防に WBGT（湿球黒球温度）計の値を参考にする．
b．熱射病の予後を決定する最も重要な要素は冷却および水分補給と考えられている．
c．大量脱水の際，水分のみを大量に摂取することが大切である．
d．運動中に 38℃の体温上昇がみられた際は熱中症と判断する．

ア　a・b　　イ　b・c　　ウ　c・d　　エ　a・d

解答・解説

4：ウ
　a．熱中症は内科的急性スポーツ傷害
　b．心筋梗塞は内科的急性スポーツ傷害
5：ア
　c．大量脱水の際，水分のみを大量に摂取すると，かえって低ナトリウム血症をもたらしてしまう．
　d．ある程度の体温上昇（38℃前後）は生理的なものと考えられている．運動終了後，体温は低下する．

7-2

6 頸髄損傷について正しいものはどれか．1つ選べ．

a 頸髄損傷後は歩行ができない．

b 第7頸髄が損傷されると命にかかわる．

c 応急処置として救急車はすぐに呼ぶ必要はない．

d 脱臼骨折の場合は保存療法が原則である．

7 肩関節脱臼について正しいものはどれか．1つ選べ．

a 多くは肘をついて受傷する．

b 全脱臼のなかで2番目に多い．

c 初回の脱臼では3週間固定を行う．

d 再脱臼のリスクはない．

8 上腕骨外側上顆炎の記載で正しいものの組み合わせはどれか．1つ選べ．

a．手関節屈筋群の起始部に負荷が加わり，炎症が起こる．

b．テニス肘と呼ばれる．

c．抵抗下手関節背屈時痛がある．

d．圧迫力が加わり発生する．

ア a・b　　**イ** b・c　　**ウ** c・d　　**エ** a・d

解答・解説

6：a

b．第1,2頸髄が損傷されると命にかかわる．

c．応急処置として救急車をすぐに要請する．

d．脱臼骨折の場合は緊急手術が原則である．

7：c

a．多くは手をついて肩関節が外転・外旋

して受傷する．

b．全脱臼のなかで1番目に多い．

d．10〜20歳代では再脱臼しやすい．

8：イ

a．手関節伸筋群の起始部に負荷が加わり，炎症が起こる．

d．圧迫力が加わるのは野球肘の外側型である．

9 外科的損傷の記述で正しいものの組み合わせはどれか．1つ選べ．

a．バーナー症候群は腕神経叢の損傷により，上肢の痛みやしびれを伴う．

b．インピンジメント症候群はコンタクトスポーツでの発生が多い．

c．肘の脱臼は肘を過屈曲して手をつくことで後方脱臼することが一般である．

d．手の舟状骨骨折ではかぎタバコ入れ（スナッフボックス）と呼ばれる部位に限局性圧痛がある．

ア a・b　　**イ** b・c　　**ウ** c・d　　**エ** a・d

10 外科的損傷の記述で正しいものの組み合わせはどれか．1つ選べ．

a．肩関節脱臼は前下方脱臼が多く，手指を除く関節では最も発生頻度が高い．

b．一過性四肢麻痺は，通常10〜15分から遅くとも，24時間以内に四肢麻痺の回復をみる．

c．頭蓋骨の骨折は介達外力で発生する．

d．手指の脱臼ではピアノキーサインがみられる．

ア a・b　　**イ** b・c　　**ウ** c・d　　**エ** a・d

解答・解説

9：エ
- b．インピンジメント症候群は使いすぎにより発生する．
- c．肘の脱臼は肘を伸展かやや屈曲して手をつくことで後方脱臼することが一般的である．

10：ア
- c．頭蓋骨の骨折は直達外力で発生する．
- d．肩鎖関節脱臼ではピアノキーサインがみられる．

7-3

11 オスグット・シュラッター病の発生部位で正しいものはどれか. 1つ選べ.

- **a** 脛骨骨幹部
- **b** 脛骨粗面
- **c** 脛骨顆間隆起
- **d** 脛骨内果

12 腰椎椎間板ヘルニアで正しいものはどれか. 1つ選べ.

- **a** 手掌に痛みを生じやすい.
- **b** 診断の指標としてX線検査が重要である.
- **c** 体幹の前屈を避ける.
- **d** 突出した髄核は保存療法で元に戻る.

13 外傷・障害の記述で正しいものの組み合わせはどれか. 1つ選べ.

- a. アキレス腱断裂では断裂時に激痛を感じる.
- b. 大腿骨頸部骨折では立位歩行は可能である.
- c. ハムストリングス肉離れ中等度以上では皮下出血がみられる.
- d. 変形性股関節症が進行すると「あぐら」がかきづらくなる.

ア a・b   **イ** b・c   **ウ** c・d   **エ** a・d

第**7**章 運動傷害と予防

解答・解説

11：b

12：c
- a. 下肢に痛みを生じやすい.
- b. 診断の指標としてMRI検査が重要である.
- d. 突出した髄核は保存療法で戻ることはない.

13：ウ
- a. アキレス腱断裂では断裂時に衝撃を感じるが, 神経が乏しいため, 痛みは感じづらい.
- b. 大腿骨頸部骨折では立位歩行は不可能である.

110

14 間欠性跛行がみられる疾患で正しいものはどれか．1つ選べ．

a 腰部脊柱管狭窄症

b 変形性膝関節症

c 前十字靱帯損傷

d 腰椎椎体圧迫骨折

15 外傷・障害の記述で正しいものの組み合わせはどれか．1つ選べ．

a．半月板損傷後にロッキングを起こすこともある．

b．繰り返しのジャンプなどで脛骨，腓骨に疲労骨折を生じることもある．

c．前十字靱帯損傷は保存療法で行うことが多い．

d．第2中足骨近位の疲労骨折はジョーンズ骨折と呼ばれる．

ア a・b　　**イ** b・c　　**ウ** c・d　　**エ** a・d

第**7**章　運動傷害と予防

解 答・解 説

14：a
　間欠性跛行とは殿部下肢への神経症状が歩行にて増悪する．立ち止まって安静を保てば回復する．

15：ア
　c．前十字靱帯損傷は手術療法が必要となる．
　d．第5中足骨近位の疲労骨折はジョーンズ骨折と呼ばれる．

111

第 8 章

体力測定と評価

8-1 体力と運動能力の測定法

8-2 フィールドテストの実習 中年者（1）（2）

8-3 高齢者の体力測定法（全身持久力）

8-4 介護予防に関する体力測定法とその評価

8-5 身体組成の測定

8-6 体力測定および身体組成測定と評価に関する実習

（仲　立貴）

8-1

1 体力測定の活用法に関する記述で正しいものの組み合わせはどれか．1つ選べ．

a．Tスコアでは，平均値が0で，プラスであれば優れていることを表している．

b．体力測定値のスコア化により，測定値がもつ意味を解釈しやすくする．

c．スコア化することで単位がなくなるため，単位の異なる項目間の比較が可能となる．

d．体力年齢が暦年齢よりも若ければ，その人の年齢の標準よりも体力が低いことを表している．

ア a・b **イ** b・c **ウ** c・d **エ** a・d

2 体力測定の活用法，適正な体力測定の条件に関する記述で<u>誤っているもの</u>はどれか．1つ選べ．

a 文部科学省は，体力測定を「高齢化の進展に伴い，児童期から高齢期における国民の体力の現状を明らかにするとともに，その推移を把握するためのもの」と位置づけている．

b 体力測定の結果は，集団の体力を把握するだけではなく，個人のその後の健康維持・向上に役立てることが望ましい．

c 妥当性とは，対象者の体力をどの程度正確に測定できるかということを意味する．

d 信頼性とは，異なる測定者が同一対象者に同一の測定を行った場合における結果の一致度を意味する．

解答・解説

1：イ
　a．記述は，Zスコア．Tスコアは平均値が50で，偏差値とも呼ばれる．
　d．体力が低い→体力が高い
2：d
　信頼性とは，同一測定者が同一対象者に同一の測定を行った場合における結果の一致度を意味する．
　異なる測定者が同一対象者に同一の測定を行った場合における結果の一致度を客観性という．

3 体力測定値のスコア化の際に用いる標準偏差の意味として正しいものはどれか．1つ選べ．

a 集団の測定値のばらつき
b 集団の測定値の優劣
c 集団の測定値の信頼性や妥当性
d 集団の測定値の再現性や安定性

4 体力の加齢に伴う変化および性差に関する記述で誤っているものはどれか．1つ選べ．

a 男性における体力の最高レベル期をみると，敏捷性，柔軟性は10歳代前半に最高レベルに達し，10歳代後半に低下傾向を示す．
b 男性における体力の最高レベル期をみると，筋力は20歳代で一貫して最高レベルを維持している．
c 女性における体力の最高レベル期をみると，多くの体力要素は10歳代前半にピークに達し，10歳代後半には低下傾向を示す．
d 女性は，全体的に男性よりも2～3年早い時期に体力のピークに達する．

解答・解説

3：a

4：a
　敏捷性，柔軟性は10歳代後半に最高レベルに達し，20歳代初期に低下傾向を示す．

5 柔軟性・敏捷性・平衡性の測定および評価法に関する記述で誤っているものはどれか．1つ選べ．

a 敏捷性の測定方法には，反復横とび，バーピーテスト，ジグザグドリブル走などがあり，ジグザグドリブル走は所要時間で評価される．
b 静的平衡性をみる評価項目には，開眼片足立ちや閉眼片足立ちがあり，片足でバランスを保ち続けることのできる時間で評価される．
c 柔軟性の測定方法には，立位体前屈，長座体前屈，伏臥上体そらし，前後開き，後ろそらしなどがある．
d 柔軟性の評価法には，距離法，角度法，指数法などがあり，前後開きは角度法によって評価される．

6 中年者の新体力測定のテスト項目として正しいものの組み合わせはどれか．1つ選べ．

a．上体起こし
b．立ち幅とび
c．閉眼片足立ち
d．垂直とび

ア a・b　イ b・c　ウ c・d　エ a・d

解答・解説

5：d
前後開きは角度法によって評価される→前後開きは指数法によって評価される．

6：ア
握力，上体起こし，長座体前屈，反復横とび，急歩か20mシャトルラン，立ち幅とびの6項目．

7 中年者の体力測定に関する記述で正しいものの組み合わせはどれか．1つ選べ．

a．急歩は 1,000 m をいずれかの足が常に地面についているようにして急いで歩き，要した時間を記録する．

b．立ち幅とびは，両足で同時に踏み切り，身体が地面に触れた最も踏み切りに近い位置と，踏み切り前の両足の中央の位置とを結ぶ直線の距離を計測する．2 回実施して平均する．

c．文部科学省の新体力テストでは中年者の握力は左右交互に 2 回ずつ測定するが，介護予防事業の二次予防事業の握力測定は，利き手で 1 回行う．

d．20 m シャトルランは，被測定者の健康状態に十分注意し，医師の治療を受けている者や実施が困難と認められる者については実施しない．

ア a・b　　**イ** b・c　　**ウ** c・d　　**エ** a・d

8 新体力テスト（20〜64 歳対象）の測定項目および評価法に関する記述で<u>誤っている</u>ものはどれか．1つ選べ．

a 健康関連体力要素を積極的に測定し，体力水準を確認することが必要である．

b 生涯における体力づくりの主要な戦略ポイントは，20 歳までの成長期における体力発達と，40 歳以降の体力維持増進の 2 点である．

c 中年者の体力テストは新体力テストを使用する．文部科学省新体力テストでは反復横とび，急歩と 20 m シャトルランとの選択，立ち幅とびの 3 テストである．

d 文部科学省新体力テストの体力評価では，項目別得点表，総合評価基準表，および体力年齢判定基準表を使用する．

解答・解説

7：ウ
a．急歩は男女で測定する距離が違い，男性 1,500 m，女性 1,000 m である．
b．2 回実施して良いほうの記録をとる．

8：c
握力，上体起こし，長座体前屈の 3 項目に，反復横とび，急歩と 20 m シャトルランとの選択，立ち幅とびの 3 項目を加えた，計 6 テストである．

9 新体力テストの急歩に関する記述で正しいものの組み合わせはどれか．1つ選べ．

a．スタートの合図からゴールライン上に身体の一部が到達するまでに要した時間を計測する．
b．2回実施する．
c．いずれかの足が常に地面についているようにして急いで歩く．
d．いたずらに競争しないように，また無理なペースで歩かないように注意し，各自の能力を考えて歩くように指導する．

ア　a・b　　イ　b・c　　ウ　c・d　　エ　a・d

10 新体力テストの立ち幅とびに関する記述で正しいものはどれか．1つ選べ．

a　瞬発力を評価するために行う．
b　身体が砂場に触れた位置のうち，最も踏み切り線に遠い位置を測定する．
c　敏捷性を評価するために行う．
d　跳ぶ前は，つま先は踏み切り線の前端にそろわなくてもよい．

解 答・解 説

9：ウ
　a．身体の一部→胴（頭，肩，手，足ではない）
　b．実施は1回とする．
10：a
　b．最も踏み切り線に遠い位置→最も踏み切り線に近い位置
　c．敏捷性→筋パワー
　d．つま先は踏み切り線の前端にそろわなくてもよい→つま先は踏み切り線の前端にそろうように立つ．

8-3

11 高齢者の持久力の特性に関する記述で正しいものの組み合わせはどれか．1つ選べ．

a．体力や身体機能は，20歳代で最高になり，その後加齢に伴って低下する．最大値の50％以下になると自立した日常生活が困難となる．

b．最大酸素摂取量は，20歳前後で最高になり，その後低下して65歳になると20歳代の約50％になる．

c．高齢者における持久力の個人差は大きく，遺伝的要因や運動習慣，持病の有無が関係する．

d．健康な高齢者でも，一度低下した $\dot{V}O_2max$ を増加させるのは困難である．

ア a・b **イ** b・c **ウ** c・d **エ** a・d

12 高齢者の持久力の特性としての70歳の最高心拍数の目安（予測HRmax）で正しいものはどれか．1つ選べ．

a 100拍/分

b 120拍/分

c 150拍/分

d 180拍/分

第8章 体力測定と評価

💡 **解 答・解 説**

11：イ

a．最大値の30％以下になると自立した日常生活が困難となる．

d．健康な高齢者が，$\dot{V}O_2max$ の40〜85％に相当する運動強度で，20〜60分/日，週3〜5回の頻度で持久性トレー

ニングを3〜6ヵ月間行うと，性別にかかわらず $\dot{V}O_2max$ は5〜20％増加する．

12：c

予測HRmax（拍/分）＝220－年齢（歳）

119

13 高齢者の持久力の特性と背景に関する記述で**誤っているもの**はどれか．1つ選べ．

a 高齢者における持久力の個人差には，遺伝的要因や運動習慣に加え，持病の有無が関係する．

b 内科的疾患や整形外科的障害のために運動が制限（症候限界）されて，$\dot{V}O_2max$ の低下が起きる場合の酸素摂取量を，症候限界性最高酸素摂取量と呼ぶ．

c マスターズアスリートのように長年にわたって持久性トレーニングを行っている高齢者では，$\dot{V}O_2max$ だけでなく最大1回拍出量も若年者と同等かそれ以上に維持されている．

d 高齢者は体力の個人差が小さいため，個人の特性にあった運動プログラムを作成することは特に重要ではない．

14 高齢者の持久力測定上の留意点に関する記述で**誤っているもの**はどれか．1つ選べ．

a 事故を防止し，測定を正確に行うための注意事項として，測定日前日は，十分な睡眠をとり体調を整える．

b 事故を防止し，測定を正確に行うための注意事項として，測定日当日は，十分な水分をとっておく．

c 事故を防止し，測定を正確に行うための注意事項として，測定日当日は，朝食はとらない．

d 事故を防止し，測定を正確に行うための注意事項として，測定日前日は，飲酒を控える．

💡 **解答・解説**

13：d
高齢者では体力の個人差が大きいため，個人の特性にあった運動プログラムを作成することが特に重要である．

14：c
朝食はとらない→軽い食事摂取後2時間以上経ってから来室する．

15 高齢者の持久力の測定および評価法に関する記述で**誤っているも**
のはどれか．1つ選べ．

a 直接法あるいは間接法で求めた $\dot{V}O_2max$ が，日本人の標準値と比較して
どうか，また，生活習慣病の発症リスクはどうか，を指導者がコメントす
ることにより，対象者の運動意欲が高まることが期待できる．

b 簡易法は，おおよその持久力を把握するテストとして用いるとよい．

c 測定結果と評価を逐次対象者にフィードバックするだけでなく，対象者と
指導者が一緒になってトレーニング結果を評価することが重要である．

d トレーニング効果を評価するために，おおむね3~6週後に測定を行うと
よい．

8-4

16 地域支援事業における介護予防事業に関する記述で正しいものの
組み合わせはどれか．1つ選べ．

a．地域支援事業では，介護予防・日常生活支援総合事業（総合事業），包括
的支援事業，任意事業が実施されている．

b．介護予防・生活支援サービス事業の対象者は，65歳以上のすべての高齢
者およびその支援のための活動にかかわる人である．

c．一般介護予防事業の対象者は，要支援者および事業対象者である．

d．総合事業は，介護予防・生活支援サービス事業，一般介護予防事業で構成
される．

ア a・b **イ** b・c **ウ** c・d **エ** a・d

💡**解 答・解 説**

15：d
　3~6週後に→3~6ヵ月後に
16：エ
　b．介護予防・生活支援サービス事業→一

般介護予防事業
c．一般介護予防事業→介護予防・生活支
援サービス事業

17 地域支援事業における介護予防事業に関する記述で正しいものの組み合わせはどれか．1つ選べ．

a．一般介護予防事業は，市町村の独自財源で行う介護保険外サービスである．

b．介護予防・生活支援サービス事業の目的は，地域における自立した日常生活を送ることができるように支援することである．

c．介護予防・生活支援サービス事業は，市町村の独自財源で行う介護保険サービスである．

d．一般介護予防事業は，介護予防のハイリスクアプローチとして位置づけられる．

ア a・b　　**イ** b・c　　**ウ** c・d　　**エ** a・d

18 介護予防に関する記述で正しいものの組み合わせはどれか．1つ選べ．

a．要支援者とは，なんらかの軽度の機能低下が生じて日常生活の自立が困難となる危険性が高いと思われる高齢者である．

b．生活機能検査とは，事業対象者となる候補者を選定する検査である．

c．一般高齢者とは，日常生活を自立して営むことが可能な高齢者である．

d．一般介護予防事業には，介護予防把握事業，介護予防普及啓発事業，地域介護予防活動支援事業，一般介護予防事業評価事業，地域リハビリテーション活動支援事業がある．

ア a・b　　**イ** b・c　　**ウ** c・d　　**エ** a・d

解答・解説

17：ア
c．市町村の独自財源→介護保険財源
d．ハイリスクアプローチ→ポピュレーションアプローチ

18：ウ
a．要支援者とは→介護予防事業対象者（事業対象者）とは
b．生活機能検査とは→生活機能チェックとは

19 介護予防に関する記述で正しいものの組み合わせはどれか．1つ選べ．

a．心身機能の改善などを通じて高齢者一人ひとりの生活行為や参加の向上をもたらし，生きがいや自己実現の達成に向けた取り組みを支援して，QOL の向上を目指す．
b．運動機能や栄養状態などの個々の要素の改善を目的とする．
c．要介護状態の発生をできる限り防ぐことだけを目指す．
d．要介護状態の発生をできる限り防ぐこと，そして要介護状態にあってもその悪化をできる限り防ぐこと，さらには軽減を目指す．

ア a・b　**イ** b・c　**ウ** c・d　**エ** a・d

20 介護予防サービスにおける運動機能測定の項目と方法に関する記述で正しいものの組み合わせはどれか．1つ選べ．

a．握力は利き手で2回測定する．
b．開眼片足立ち時間は，左右の好きな側の足を上げ，測定時間は 120 秒までとする．
c．5 m 歩行時間は，11 m を歩いてもらい，3 m の地点を通過してから 8 m の地点で身体の一部が通過するまでの所要時間を測定する．
d．ファンクショナルリーチは，手は同じ高さを維持したまま，足は動かさずに測定する．前に踏み出したり，元の状態に戻れないときは再度測定を行う．

ア a・b　**イ** b・c　**ウ** c・d　**エ** a・d

解答・解説

19：エ
　これからの介護予防は，単に高齢者の運動機能や栄養状態といった個々の要素の改善だけを目指すものではなく，健康の維持・増進戦略として積極的な目標を有するものとして考えられるべきである．

20：ウ
　a．握力は利き手で1回測定する．
　b．測定時間は 60 秒までとする．

123

21 体脂肪測定方法に関する記述で誤っているものはどれか．1つ選べ．

a 体脂肪測定法は，水中体重秤量法，空気置換法，DEXA 法，BI 法，重水希釈法，超音波法，キャリパー法などがある．

b 水中体重秤量法は，国際的に最も信頼性の高い標準法とされているが，最大呼出の状態で水中に沈んで静止しなければならないという苦痛を伴うため，子どもや高齢者には不向きである．

c DEXA 法は，人体に無痛の微弱な電流を流したときの生体電気抵抗値，つまりインピーダンスとともに，身長や年齢などのほかの測定値とともに体脂肪率を算出する方法である．

d BMI は，肥満判定に利用される体格指数として国際間で広く利用されている指標であり，ケトレー指数またはカウプ指数として用いられていたものである．

22 身体組成の測定方法のなかで，局所測定法として正しいものの組み合わせはどれか．1つ選べ．

a．水中体重秤量法
b．キャリパー法
c．超音波法
d．二重エネルギーX線吸収法（DEXA 法）

　ア　a・b　　イ　b・c　　ウ　c・d　　エ　a・d

解 答・解 説

21：c
記述は DEXA 法ではなく BI 法のもの．

22：イ
a と d は全身測定法．

23　身体組成に関する記述で正しいものの組み合わせはどれか．1つ選べ．

a．水中体重秤量法は子どもから高齢者まで有効な測定法である．
b．ウエストヒップ比の値が，男性で1.0以上，女性で0.9以上の場合，上半身肥満と判定する．
c．日本人の皮下脂肪厚は欧米人に比べて体幹部に多く，大腿部に少ない．
d．体脂肪率が20％程度の男女での比較で，女性は大腿や下腿，上腕などの皮下脂肪の割合が男性より小さい．

ア a・b　　**イ** b・c　　**ウ** c・d　　**エ** a・d

24　BMIによる肥満の判定基準に関する記述で正しいものはどれか．1つ選べ．

a BMI値18.5以上25.0未満は，日本肥満学会基準において普通体重である．

b BMI値18.5以上25.0未満は，日本肥満学会基準において肥満（1度）である．

c BMI値18.5以上30.0未満は，日本肥満学会基準において普通体重である．

d BMI値35.0以上40.0未満は，日本肥満学会基準において肥満（1度）である．

💡 **解 答・解 説**

23：イ
　a．水中体重秤量法は子どもや高齢者には不向きである．

　d．女性は大腿や下腿，上腕などの皮下脂肪の割合が男性より大きい．

24：a

25 皮下脂肪分布の男女差に関する記述で正しいものの組み合わせはどれか．1つ選べ．

a．身体組成には性差，年齢差はあるが人種差はない．
b．30歳以後の皮下脂肪厚の加齢変化は，男性では，腹部や大腿部において大きな増加はみられない．
c．日本人の皮下脂肪厚は欧米人に比べて体幹部に多く，大腿部に少ないという特徴がある．
d．日本人の皮下脂肪厚は欧米人に比べて大腿部に多く，体幹部に少ないという特徴がある．

ア a・b　　イ b・c　　ウ c・d　　エ a・d

8-6

26 体力の測定と評価に関する記述で正しいものの組み合わせはどれか．1つ選べ．

a．行動体力とは，走・投・跳に代表される身体的行動能力である．
b．防衛体力とは，ストレスに対して身体を防衛したり，環境に適応したりする能力である．
c．行動体力の測定と評価は，防衛体力と比べ，困難である．
d．防衛体力の測定と評価は，行動体力と比べ，容易である．

ア a・b　　イ b・c　　ウ c・d　　エ a・d

解答・解説

25：イ
a．人種差はない→人種差もある．

26：ア
c．困難である→容易である．
d．容易である→困難である．

27 体力測定値の統計処理において評価につながるもので<u>誤っている</u>ものはどれか．1つ選べ．

a 同年代の人の平均体力と比べることで，自己の体力を評価できる．

b 毎年体力を測定することで，自己の体力変化を観察できる．

c どの体力要素が優れている/劣っているかを個人内で把握できる．

d 子どもの頃の体力がわかり，将来の体力が予測できる．

28 体力測定値の統計処理において「どの体力要素が優れている/劣っているかを個人内で把握する」ためには，どのような分析・評価が必要か．正しいものはどれか．1つ選べ．

a 各項目のデータ（絶対値）と同年代の平均値（絶対値の差）

b 体力要素ごとの絶対的評価

c 本人のこれまでのデータとの比較（縦断的評価）

d 体力要素ごとの相対的評価（クモの巣グラフ）

第**8**章 体力測定と評価

解 答・解 説

27：d

わかり→わからない，予測できる→予測できない．

28：d

a．同年代の人の平均体力と比べることで，自己の体力を評価できる．

c．自己の体力変化を観察できる．

127

29 体力年齢の算出に関する記述で正しいものはどれか．1つ選べ．

a 複数の体力要素のデータを一括して表すには，体力年齢に換算するのが便利である．

b 体力年齢は定期的な運動習慣と疾患を有している集団において，暦年齢と体力年齢が一致するように式が作成されている．

c 体力年齢は定期的な運動習慣を有している集団において，暦年齢と体力年齢が一致するように式が作成されている．

d 体力年齢は疾患を有している集団において，暦年齢と体力年齢が一致するように式が作成されている．

30 身体組成の測定に関する記述で誤っているものはどれか．1つ選べ．

a 水中体重秤量法は，水中体重計などを使用する．

b 二重エネルギーX線吸収法（DEXA法）は，軟部組織と骨組織の密度によって，X線の透過率が異なるという特性の違いを利用している．

c 皮下脂肪厚法は，皮下脂肪厚の測定値から体密度を求め，次に体脂肪率を推定する．

d 水中体重秤量法やDEXA法は，測定精度の限界はない．

💡**解 答・解 説**

29：a
体力年齢は運動習慣と疾患を有していない集団において，暦年齢と体力年齢が一致するように式が作成されている．

30：d
水中体重秤量法やDEXA法は，測定精度の限界はない→水中体重秤量法やDEXA法でも，測定精度の限界がある．

第 9 章

健康づくり運動の実際

9-1　ウォームアップとクールダウン

9-2　ストレッチングと柔軟体操の実際

9-3　ウォーキングとジョギング（1）（2）

9-4　エアロビックダンス（1）（2）

9-5　水泳・水中運動（1）（2）

9-6　レジスタンス運動

9-7　介護予防と運動（1）（2）

（仲　立貴）

9-1

1 ウォームアップとクールダウンの目的と意義に関する記述で誤っているものはどれか. 1つ選べ.

a 主運動の特性, 傷害や事故の発生の特徴, 運動実施者の特性を考慮し, 十分に計画されたウォームアップは, 運動による傷害（損傷）（外傷と慢性障害を含む）や循環器発作などの発生や発症を予防する効果がある.

b ウォームアップは, 段階的に運動強度や動きの複雑さを高めていくことで, 主運動に対する心理的準備を図ることが期待できる.

c 高強度運動により生じる乳酸や疲労物質の蓄積は, 筋疲労の原因となる. 低から中強度の動的運動は筋から血液への乳酸や疲労物質の拡散や代謝を低下させ, それらの除去速度を遅くする.

d クールダウンの目的の1つとして, 強い運動の後には筋ポンプ作用による静脈環流が確保されることで運動直後のめまいや失神の予防ができることが挙げられる.

2 ウォームアップとクールダウンの効果の生理学的背景に関する記述で誤っているものはどれか. 1つ選べ.

a ウォームアップの際, 筋収縮によって代謝が亢進する際に多くの熱が発生する. これにより筋温が上昇し, 代謝の効率が高まる.

b 神経が情報を伝達する速度は, 体温の上昇に依存して速くなる. その結果, ウォームアップによって反応時間の短縮が期待できる. また, 交感神経活動が亢進することで, 体温や呼吸循環器系の反応が高まり, 主運動実施の準備を整えることができる.

c 低から中強度の動的運動からなるクールダウンは, 主運動で増加した活動筋の血流を筋ポンプ作用により心臓に還流させ, 活動筋に蓄積された乳酸を血液に拡散・除去することに貢献する.

d 運動後は, 筋によるエネルギー代謝と換気量が不均衡となり, 過換気すなわち酸素が過剰に排出される. 運動後も低・中強度の動的運動を行うことで, 代謝と換気のバランスが保持され, 過換気すなわち酸素の過剰排泄を抑制することができる.

3 ウォームアップとクールダウンの効果の生理学的背景に関する記述で正しいものの組み合わせはどれか．１つ選べ．

a．ウォームアップでは筋温が上昇し，発揮する筋力の低下，筋の粘性の増加などが引き起こされる．

b．神経が情報を伝達する速度は，体温の上昇に依存して遅くなるため，ウォームアップによって反応時間が延伸する．

c．クールダウンは主運動で増加した活動筋の血流を筋ポンプ作用により心臓に還流させ，活動筋に蓄積された乳酸を血液に拡散・除去することに貢献する．

d．運動を急に中止すると，心臓では心拍数や１回拍出量が急速に減少し血管拡張因子などの働きにより末梢の血管の拡張は維持され，血圧の著しい低下を誘発する．

ア a・b　　**イ** b・c　　**ウ** c・d　　**エ** a・d

第**9**章　健康づくり運動の実際

💡 **解 答・解 説**

1：c
低から中強度の動的運動は筋から血液への乳酸や疲労物質の拡散や代謝を促進し，それらの除去速度を速める．

2：d
運動後は，筋によるエネルギー代謝と換気量が不均衡となり，二酸化炭素が過剰に排泄され過換気となりやすい．運動後に低・中強度の動的運動を行うことで，代謝と換気のバランスが保持され，過換気を抑制することができる．

3：ウ
a．ウォームアップでは筋温が上昇し，発揮する筋力の増加，筋の粘性の低下などが引き起こされる．

b．神経が情報を伝達する速度は，体温の上昇によって速くなり，ウォームアップによって反応時間の短縮が期待できる．

131

4 ウォームアップとクールダウンの指導原則に関する記述で誤っているものはどれか．1つ選べ．

a 主運動が有酸素性運動主体なのか無酸素性運動主体なのか，複雑な種目なのか単純なものか，目的が生活習慣病予防か体力増強か介護予防か，などさまざまな観点から主運動を考察したウォームアップが望ましい．

b ウォームアップは，安全のため，低い強度から段階的に運動強度を上げていくのがよい．

c クールダウンはウォームアップの逆のプロセス，すなわち身体を徐々に安静状態に戻すことを目的としている．そのため，ウォームアップと同じ種目を，逆の順番に行うことが望ましい．

d クールダウンに割くべき時間の目安としては，全運動時間の5～10％が適当である．

5 ウォームアップとクールダウンに関する記述で正しいものはどれか．1つ選べ．

a マッサージ，入浴，赤外線照射もウォームアップに含まれる．

b ウォームアップの際，ストレッチをするだけでも怪我を予防できる．

c ウォームアップ・クールダウンの際のストレッチングは8秒間ほど行う．

d クールダウンは静的な運動から動的な運動に移行していく．

解答・解説

4：c

クールダウンはウォームアップの逆のプロセス，すなわち身体を徐々に安静状態に戻すことを目的としているが，単にウォームアップと同じ種目を，逆の順番に行えばよいわけではなく，クールダウンに適した運動を選択すべきである．

5：a

b．ストレッチングのみで主運動中の事故防止や疲労軽減，筋痛の防止は不可能であることが報告されている．

c．15～30秒程度行う．

d．動的な運動から静的な運動へ移行していく．

9-2

6 ストレッチングに関する記述で誤っているものはどれか．1つ選べ．

a スタティック・ストレッチングは，健康づくりのための運動や，高齢者，転倒予防のための運動の1つとして勧められている．

b ダイナミック・ストレッチングは，ウォームアップに組み込まれている．

c 柔軟性は，関節可動域や筋・腱の伸張性によって評価される．

d 動的に行うストレッチングで，反動をつけず，速度をコントロールしながら行うストレッチングをスタティック・ストレッチングという．

7 柔軟性に関する記述で正しいものの組み合わせはどれか．1つ選べ．

a．体力の一要素である．

b．関節可動域や筋・腱の伸張性によって評価される．

c．女性より男性のほうが優れている．

d．加齢により向上する．

ア a・b　　**イ** b・c　　**ウ** c・d　　**エ** a・d

💡 **解答・解説**

6：d
スタティック・ストレッチング→ダイナミック・ストレッチング

7：ア
c．男性より女性のほうが優れている．
d．加齢により低下する．

第**9**章　健康づくり運動の実際

133

8 ストレッチングの目的，効果と生理学に関する記述で<u>誤っている</u>ものはどれか．1つ選べ．

a 適切な方法で実施されたストレッチングは，柔軟性を高める．ストレッチングは関節可動域を広げ，筋の伸張性を増加させる．

b ストレッチングは，コンディショニング，傷害予防，リハビリテーションの3つをおもな目的としている．

c 身体活動としてのストレッチングの運動強度は，約2〜2.5メッツである．

d 筋のなかにある筋紡錘は，急激に筋の長さが伸張されると，安全のため，反射的にそれ以上伸ばされないように，筋を収縮させる．この反応を伸張反射と呼んでいる．

9 柔軟性エクササイズの原則に関する記述で正しいものはどれか．1つ選べ．

a 頻度は，週に2〜3回が最適である．

b スタティック・ストレッチングの持続時間は，ほとんどの成人に対して10〜30秒の保持が推奨される．

c 強度は，痛みがあっても，目的部位が伸びていればよい．

d 反復回数は，それぞれ1回が最適である．

💡 **解 答・解 説**

8：b
　ストレッチングは，柔軟性の向上，傷害の予防，疲労回復の3つをおもな目的としている．

9：b
　a．頻度は，週に2〜3回が最適である→週に最低2〜3回以上，毎日行うと最

も効果的である．
　c．強度は，硬いと感じるところまで，あるいは，わずかに不快と感じるところまで．
　d．反復回数は，それぞれ1回が最適である→それぞれ2〜4回

134

10 ストレッチング実施上の注意点に関する記述で正しいものの組み合わせはどれか．1つ選べ．

a．身体が冷えているとき，ストレッチングを行うことが勧められる．
b．ストレッチ効果が高まるので，伸張している筋肉に意識を集中する．
c．やや不快を感じる範囲で可能な関節可動域に到達するまで行う．
d．主運動で使う（使った）筋肉とは無関係に，全身の各部位のストレッチングを行う．

ア a・b　**イ** b・c　**ウ** c・d　**エ** a・d

9-3

11 歩行と走行の特性，ウォーキング・ジョギングの効果に関する記述で誤っているものはどれか．1つ選べ．

a ウォーキング（歩行運動）は誰でも気軽に始めることができる有酸素性運動の代表である．
b ウォーキング・ジョギングは，高血糖を改善する効果がある．
c ウォーキング・ジョギングは，高血圧を改善する効果がある．
d ウォーキングは両足が空中に浮いている局面がある．

第**9**章　健康づくり運動の実際

💡**解 答・解 説**

10：イ
　a．身体を温めてからストレッチングを行うようにする．
　d．主運動で使う（使った）筋肉を十分に伸張する．

11：d
ウォーキングはどちらかの足が確実に地面についている．

135

12 ウォーキング・ジョギングのフォームに関する記述で正しいものの組み合わせはどれか．1つ選べ．

a．ウォーキングは，小さめに腕を振る．

b．ジョギングは，肘を少し曲げて大きめにテンポよく振る．

c．ウォーキングは，かかとから着地し，つま先で地面を蹴りだす．

d．ジョギングは，一般には足裏全体（中央付近）での着地を意識する．

ア a・b　　**イ** b・c　　**ウ** c・d　　**エ** a・d

13 ウォーキングの運動の強さの調整法，速度，実践の注意事項に関する記述で正しいものの組み合わせはどれか．1つ選べ．

a．ウォーキングの速度は歩幅（ストライド）とピッチ（1分間の歩数）で決まる．

b．ウォーキングの運動の強さの調整法は，歩行速度を速める方法だけである．

c．ウォーキング中の水分補給は，側腹部痛を起こすため，なるべく行わないほうがよい．

d．水分補給は，ウォーキング中だけではなく，ウォーキング前も行う．

ア a・b　　**イ** b・c　　**ウ** c・d　　**エ** a・d

💡 解 答・解 説

12：ウ

a．ウォーキングは，肘を少し曲げて大きめにテンポよく振る．

b．ジョギングは，小さめに腕を振る．

13：エ

b．歩行速度を速める方法以外にも，軽い重りをもって歩く，アップダウンコースを歩くなどがある．

c．時間の短い軽いウォーキングでも水やお茶を摂取する．

14 ウォーキングのウォームアップ・クールダウン，目標心拍数による運動の強さの調整法に関する記述で誤っているものはどれか．1つ選べ．

a ウォームアップを入念に行う時間がない場合は，歩き始めをゆっくりとしたウォーキングにする．

b 目標心拍数＝（予測心拍数－安静時心拍数）×運動強度（％）＋安静時心拍数である．

c 目標心拍数を考えるときは，薬の服用について考慮しなくてよい．

d 心拍数の測定は，手首の内側または頸動脈に指を軽く当てて10秒間数え，6倍する．

15 ウォーキングとジョギングに関する記述で正しいものの組み合わせはどれか．1つ選べ．

a．ウォーキングは軽い運動なので，実施前にメディカルチェックを受ける必要はない．

b．ウォーキングは軽い運動であるが，きちんとウォームアップ・クールダウンを行う．

c．ジョギングを行う際，水分補給は十分に行う．

d．ジョギングの効果は，ウォーキングと同程度である．

ア a・b　**イ** b・c　**ウ** c・d　**エ** a・d

解答・解説

14：c
　高血圧の薬でβ遮断薬を服用している人は，心拍数が抑制される場合もあるため，心拍数での調整ではなくRPEで調整する．

15：イ
　a．普段から運動経験のない人や生活習慣

病のある人が実践する場合は，メディカルチェックを受けることが望ましい．

　d．ジョギングの効果は，ウォーキングと同じであるが，効果が顕著に得られやすい．

137

9-4

16 エアロビックダンスの基礎理論に関する記述で誤っているものはどれか．1つ選べ．

a エアロビックダンスは，米国のケネス・クーパーによって提唱された「エアロビクス理論」をダンス運動に適用してつくられた比較的歴史の浅い運動種目である．

b エアロビックダンスの目的はあくまでも生活習慣病の予防や身体組成の改善，呼吸循環機能をはじめとする身体諸機能の維持向上である．したがって，無理をしたり，他人と比較したりする必要はない．

c エアロビックダンスの大きな特徴の1つが，音楽に合わせて運動が行われるということである．音楽のテンポ次第で動作の反復回数や関節の可動範囲が変わるので，運動強度を変え得る要因にもなる．エアロビックダンスにおいて音楽の果たす役割は大きい．

d エアロビックダンスは動作が複雑で変化に富んでいるので，ランニングや自転車漕ぎのように簡単かつ確実な方法で速度や負荷を変えて運動強度を調節しやすい．

17 エアロビックダンスの指導理論に関する記述で誤っているものはどれか．1つ選べ．

a エアロビックダンスの指導者は，動きの見本を自ら行ってみせて教えなければならない．

b マーチ，ウォーク，Vステップは着地衝撃の大きさによる分類では，ハイインパクトに分類される．

c エアロビックダンスのプログラムは，安全性に関しても十分な配慮がなされたものでなくてはならない．

d 集団指導型の運動であるエアロビックダンスは，指導者の存在なくしては成り立たない運動であり，参加者が安全で効果的に運動を実施できるかどうか，運動を継続する意欲をもてるかどうかは，実施者の習熟度によらず，ひとえに指導者の技量にかかっているといえる．

18 エアロビックダンスの指導理論に関する記述で誤っているものはどれか．1つ選べ．

a 身体の一定部位を酷使することも局所の疲労や障害を発生させるおそれがあるので，同一動作の過度の反復，動作は異なるが同じ筋群を動員する運動の連続，プログラム全体を通じて使われる筋群の偏り，などは避けるべきである．

b 運動指導後には，提供したプログラムの内容および指導の仕方が参加者にとって適切なものであったかを，指導者自身ではもちろん，参加者の反応や意見も合わせて評価することが大切である．

c レイヤリングは，コンビネーションを構成する基本単位となる動作それぞれの反復回数を最初は多くして行い，動作が習得できたら徐々にその回数を減らして最終的なコンビネーションに完成させていく方法である．

d キューイングとは，言葉や合図によって相手に指示を伝える手法である．

第**9**章 健康づくり運動の実際

解答・解説

16：d
運動強度を調節しやすい→運動強度を調節
しにくい．
運動強度をある程度推定することはできる
が，かなりの誤差を含むことを心得ておく
必要がある．

17：b
ハイインパクト→ローインパクト
18：c
記述は，レイヤリングではなく，リバース
ピラミッドのもの．

139

19 エアロビックダンス指導上の留意点に関する記述で正しいものは
どれか．1つ選べ．

a 参加者間の交流を促すため，体力水準は違っても全員同じクラスで行う．

b ハイインパクトはカロリー消費量が多いため，できるだけ取り入れる．

c 運動後の参加者の反応を見て，必要があればプログラムを見直すようにする．

d 動きの学習や目的部位の脂肪燃焼を促すため，同じ動きを何度も行う．

20 エアロビックダンスでの基本の下肢運動のローインパクトのステップとして正しいものの組み合わせはどれか．1つ選べ．

a．ジョギング
b．ツイスト
c．レッグカール
d．グレープバイン

ア a・b **イ** b・c **ウ** c・d **エ** a・d

解 答・解 説

19：c
a．参加者の能力に合ったクラスへの参加を促す．
b．ハイリスク者はもちろん，運動不足気味の者や肥満者，生活習慣病予防のためにエアロビックダンスを行う場合は，基本的にローインパクト中心のプログラムが勧められる．

d．反復回数が少ないと，動きをしっかりと習得することができないが，多すぎても，うんざりするだけでなく局所疲労を招くことになるので，参加者の様子を見ながら適当な回数を見きわめることが大切．

20：ウ
ジョギング，ツイストはハイインパクトのステップ

9-5

21 水中運動のウォームアップとクールダウンに関する記述で正しいものの組み合わせはどれか．1つ選べ．

a．入水後のウォームアップは，はじめは水中ウォーキングを行い，続いて水中ストレッチングを行う．

b．水中ストレッチングは，浮力の影響で抗重力筋が脱力し，関節の可動域が広がりやすくなる特徴がある．

c．水中ストレッチングを行うとき，水圧の影響で立位が不安定になるので，安全に十分配慮する．

d．クールダウンでは，水中ウォーキングや水中ストレッチングは行わない．

ア a・b　　**イ** b・c　　**ウ** c・d　　**エ** a・d

22 水中運動における運動直後の心拍数の測定に関する記述で正しいものの組み合わせはどれか．1つ選べ．

a．陸上運動に比べ水中運動では寒冷刺激により体温の上昇が少ない．

b．陸上運動に比べ水中運動では水の抵抗が加わるため，血流が変化する．

c．水中では息止めをするため心拍数が増加する．

d．運動強度に対する心拍数は陸上での運動に比べ，成人までは10拍/分程度少なくなる．

ア a・b　　**イ** b・c　　**ウ** c・d　　**エ** a・d

解 答・解 説

21：ア

c．水圧→浮力

d．クールダウンもウォームアップのときと同様に水中ウォーキングや水中ストレッチングを行う．

22：エ

b．重力からの開放・水圧による静脈環流の促進などにより，血流が変化する．

c．止息や顔面反射による潜水徐脈などの影響があり，心拍数は陸上運動に比べ，成人までは10拍/分程度少なくなる．

23 水泳・水中運動の特徴に関する記述で，正しいものはどれか．1つ選べ．

a 水中では，物体（身体）が押し退けた水の重さに相当する力が上向きに作用する．この力を水圧という．
b 陸上での運動と比較して大きな抵抗が身体に作用する．
c 浮力の高低により，人体の代謝応答は変化する．
d 人が水に入ると身体に抵抗が負荷される．

24 水泳に関する記述で誤っているものはどれか．1つ選べ．

a 浮き身にはダルマ浮き，伏し浮き，背浮きなどがある．
b ダルマ浮きは，大きく息を吸って膝を抱えて背中を浮かす浮遊姿勢である．
c ダルマ浮きの姿勢から，両手を前に伸ばし，さらに膝を伸ばすことで伏し浮きに体勢を変えることができる．
d ストリームライン姿勢は，最も浮力の小さい姿勢である．

解答・解説

23：b
　a．水圧→浮力
　c．浮力→水温
　d．抵抗→水圧

24：d
　浮力→身体抵抗

25 水中運動プログラムに関する記述で<u>誤っている</u>ものはどれか．1つ選べ．

a 水中ウォーキング中の運動強度を上げるには，両手を横に広げ前方に水を押しやりながら歩く方法などがある．

b アクアビクス中の運動強度は，動作の大きさや音楽のテンポを上げて動作速度を上げることで調節することができる．

c 水中レジスタンス運動での運動強度は，動作の速さ，大きさ，抵抗面の大きさを変化させ，それらを組み合わせることによって，調節することができる．

d レペティション方式は，比較的強度の高い運動と低い運動とをそれぞれ一定ペースで交互に反復する運動方式である．

9-6

26 アイソメトリックトレーニングに関する記述で<u>誤っている</u>ものはどれか．1つ選べ．

a アイソメトリックトレーニングは，外観上の動きを伴わずに筋力発揮を行うトレーニングである．

b アイソメトリックトレーニングは，エネルギー消費が少なく，また伸張性収縮を伴わないため，筋疲労を生じにくい．

c アイソメトリックトレーニングの長所の1つは，低い筋力発揮レベル（40%MVC以上）でも，筋力発揮時間を延ばすことで，筋肥大効果が十分期待できることである．

d アイソメトリックトレーニングの長所の1つは，偶発的な外力が作用せず，外傷の危険性が低いことである．

第**9**章　健康づくり運動の実際

解答・解説

25：d
レペティション方式→インターバル方式

26：c
アイソメトリックトレーニングは，低い筋

力発揮レベル（40%MVC以上）でも，筋力発揮時間を延ばすことで筋力強化が可能だが，代謝的刺激が乏しく筋肥大効果が十分ではない．

143

27 アイソメトリックトレーニングの長所として正しいものはどれか．1つ選べ．

- a 筋力増強効果に，関節角度特異性がある．
- b 設備，場所を選ばず手軽に行える．
- c 運動中に血圧が上昇しにくい．
- d 筋肥大効果が十分得られる．

28 等尺性トレーニングのプログラミングに関する記述で誤っているものはどれか．1つ選べ．

- a 頻度は，同一筋群について2～3回/週が標準である．
- b 1回のトレーニングでのセット数は2～3セットが最適とされている．
- c 関節角度特異性がある．したがって，さまざまな関節角度でのトレーニングの実施が望ましい．
- d 強度は，最大筋力の40%以上が必要である．

解 答・解 説

27：b
- a．記述は短所．
- c．上昇しにくい→する．これも短所．
- d．十分得られる→十分でない．これも短所．

28：a
動的トレーニングに比べ，より高頻度で行うことが望ましく，最大の効果は毎日トレーニングを行った場合に得られる．

29 レジスタンストレーニング実施上の留意点に関する記述で<u>誤って</u><u>いるもの</u>はどれか. 1つ選べ.

a 高血圧の人が, レジスタンストレーニングを実施するには注意が必要である.

b レジスタンストレーニングでは運動中の血圧上昇が起きやすい.

c トレーニング中の血圧上昇を抑える方法は, ①息を止めない, ②心臓の位置を高くする, ③軽負荷の方法を採用する, である.

d レジスタンストレーニングの筋力増強効果は, 行ったトレーニング動作の動きにおいてより高く現れる. これをトレーニングの部位特異性という.

30 動的レジスタンストレーニングに関する記述で<u>誤っているもの</u>はどれか. 1つ選べ.

a スクワットジャンプなどのプライオメトリックトレーニングは反動動作で筋の伸張−短縮サイクルを使って強いパワー発揮を行うトレーニングである.

b 等張性トレーニングでは, チューブは引き始めから動作の進行とともに負荷抵抗が増すという特徴がある.

c 等速性トレーニングは等速制御機能のついた専用のマシンを用いて行われる.

d フリーウエイトトレーニングと比べ, マシンのデメリットの1つは, 体幹の固定を伴う筋力発揮の強化に結びつきにくいことである.

第**9**章 健康づくり運動の実際

💡**解 答・解 説**

29：d
部位特異性→動作特異性

30：b
記述は, 等張性トレーニングではなく, 増張力性トレーニングのもの.

145

9-7

31 介護予防のための運動のねらいに関する記述で正しいものの組み合わせはどれか．1つ選べ．

a．後期高齢者や虚弱高齢者には，生活機能の維持・向上を目的とした運動支援を行うことが課題となる．

b．後期高齢者や虚弱高齢者には，一次予防を目的とした運動支援を行うことが課題となる．

c．介護予防における二次予防とは，生活機能低下の早期把握と早期対処である．

d．介護予防における三次予防とは，要介護状態の改善と重度化の予防である．

ア a・b　**イ** b・c　**ウ** c・d　**エ** a・d

32 高齢者の姿勢の加齢変化の特徴に関する記述で誤っているものはどれか．1つ選べ．

a 高齢者の歩行の特徴は，歩隔が広く歩幅が狭い，やや前傾姿勢（円背），腕の振りが小さい，方向転換や歩き始めがスムーズでない，歩行速度が遅いなどである．

b 高齢者の歩行速度の低下は，歩幅（ストライド）の短縮と歩調（ピッチ）の減少によるものである．

c 高齢者のつまずきの原因は，腸腰筋が衰えて脚を高く上げられないことや，前脛骨筋が衰えて足先高が低下すること（すり足）である．

d 高齢者の歩行姿勢の加齢変化を予防するには，特に主要姿勢筋群の筋力を保持することが重要となる．

解答・解説

31：ウ

a．後期高齢者や虚弱高齢者には，要介護化のリスクを可能な限り早期に把握し，適切な運動支援によって要介護化の予防につなげることが重要となる．

b．一次予防→二次予防

32：d

高齢者の歩行姿勢の加齢変化を予防するには，特に下肢の筋・神経系を促通させ機能を維持・向上させることが重要となる．

146

33 高齢者における転倒の予防に関する記述で<u>誤っている</u>ものはどれか．1つ選べ．

a 転倒の危険要因は，内的（身体的）因子と外的（環境的）因子に大別される．

b 転倒の内的因子には，身体的疾患，薬物，加齢変化があり，このうち薬物は直接的に，身体的疾患と加齢変化は歩行能力が低下することで，転倒につながる．

c 転倒は，多くの場合下肢の筋力低下が原因である．

d 将来的な転倒発生を予防するためには，参加者が保有する転倒危険要因の数を可能な限り減少させることが目標となる．

34 運動指導において配慮すべき点に関する記述で<u>誤っている</u>ものはどれか．1つ選べ．

a 指導者は，運動会場，用具・器具の安全性，運動効果の確認などを行う．

b 指導者は，毎日の体調チェック，ウォームアップとクールダウン，水分補給，運動後の身体ケアなどを行うよう指導する．

c 指導者は，はじめて運動に参加する人や，教室中の雰囲気づくりに気を配り，また運動強度を設定し，参加者の表情や動きの様子に気を配っておく．

d 指導者は，参加者が教室に来たときから帰るときまで気を配る．

解答・解説

33：c
　60％以上の転倒は，複数の危険要因が相互に影響し合うことによって生じている．

34：d
　指導者は，毎日の体調チェックの促進，教室の行き帰りの交通事故防止の声かけ，会場・用具・器具の事前準備，帰宅後の活動や身体ケアの促進など，教室中以外にも多くの気を配る．

35 高齢者における運動指導の実際に関する記述で誤っているものはどれか．1つ選べ．

a 立位運動と椅座位運動のいずれにおいても，よい姿勢を保持しながら運動を行うことで，主要姿勢筋群の刺激にもつながる．

b 高齢者におけるウォーキングの強度の調整では，腕の動作や重りをもつなどは血圧を上げやすいため避ける．

c 柔軟性は，筋力やバランス能力よりも加齢に伴う低下率が小さい．

d 後期高齢者や虚弱高齢者の日常生活動作能力の維持・向上には，前期高齢者同様，体力を高める運動がよい．

解答・解説

35：d
後期高齢者や虚弱高齢者の日常生活動作能力の維持・向上には，前期高齢者同様，体力を高める運動に加えて，動作そのものの質を高めるボディワークを組み合わせることがより有用である．

第 10 章

救急処置

10-1　救急蘇生法（1）（2）

10-2　外科的応急処置（1）

10-3　外科的応急処置（2）

（仲　立貴）

10-1

1 一次救命処置に関する記述で誤っているものはどれか．1つ選べ．

a 周囲が安全な場所であることを確認すること．

b 傷病者の反応を確認すること．

c 大声で叫び応援を呼ぶこと．

d あえぎ呼吸をしていれば大丈夫である．

2 救急蘇生法に関する記述で正しいものの組み合わせはどれか．1つ選べ．

a．胸骨圧迫回数の半数以上で圧迫の深さが5cm未満，テンポを遅くして実施する．

b．胸骨圧迫と人工呼吸の比率は30：1とする．

c．「気道を確保し，顔を傷病者の口元に近づけて胸の動きをみて，頬で息を感じ，耳で息の音を聴く」方法は，救急救命士や医師などの熟練した救助者が行うものとなった．

d．傷病者の呼吸の観察は，胸と腹部の動きを傷病者の横から6秒程度で観察する（10秒を超えないように注意）．

ア a・b　**イ** b・c　**ウ** c・d　**エ** a・d

🔅 **解 答・解 説**

1：d

心原性の心停止では，完全に呼吸が停止することは少なく，あえぎ様の呼吸を呈する場合が多い．

2：ウ

a．傷病者の胸が5cm以上沈み込むような強さで（約6cmは超えない），「強く」「速く：100〜120回/分の速さで」「絶え間なく（中断を最小にする）実施する．もし人工呼吸を行わなければ2分間200回連続で」しっかり圧迫する．

b．胸骨圧迫と人工呼吸の比率は30：2とする．

3 一次救命処置に関する記述で誤っているものはどれか．1つ選べ．

a 乳児の気道異物除去法において，反応がある場合には，基本的に成人における手順と同じで，腹部突き上げ法と背部叩打法を実施する．

b 心室細動は心肺蘇生のみでは回復しにくく，除細動以外救命し得ない不整脈である．

c 子どもの一次救命処置は，救助者が1人だけの場合，約2分間の心肺蘇生が必要である．

d 乳児の人工呼吸では，乳児の口と鼻を同時に自分の口に含んで呼気を吹き込む口対口鼻人工呼吸法とする．口と鼻を同時に覆いきれなければ，通常の口対口人工呼吸法とする．

解答・解説

3：a
　乳児の気道異物除去法において，反応がある場合には，基本的に成人における手順と同じであるが，腹部突き上げ法は行わず，乳児には頭を下げて背部叩打法と胸部突き上げ法を実施する．

4 子どもの心肺蘇生に関する記述で正しいものの組み合わせはどれか．1つ選べ．

a．たとえ，正しい心肺蘇生が行えなくても，「なんらか」してあげることが重要である．

b．胸骨圧迫を行う際の腕は1本でも2本でもよく，胸の厚みの1/3を目安とする．

c．AEDを使用するときは，小児用パッドがなければ使用できない．

d．乳児の気道異物除去は，腹部突き上げ法を行う．

ア a・b　　**イ** b・c　　**ウ** c・d　　**エ** a・d

5 応急手当に関する記述で<u>誤っている</u>ものはどれか．1つ選べ．

a 反応がない場合には側臥位の回復体位をとる．また，ショック状態や心肺蘇生が必要なときは，頭や首（頸椎）がねじれないように，両手でボールを支えるように頭を支えながら仰向け（仰臥位）にする．

b 高齢者や小児では，広範囲にわたるやけどに対し，冷却を持続すると過度の体温低下をまねく可能性があるため，10分以上の冷却は避ける．

c 溺水の場合，水中から引き上げたら，ただちに意識の確認と正常な呼吸があるかどうかを確認し，水を吐かせるために上腹部圧迫を行う．

d 溺れている人の救助は，原則，消防隊やライフセーバーなどの専門救助者に任せる．

解 答・解 説

4：ア

c．乳児を含めた未就学児にAEDを用いることが可能である．成人用パッドしかなければ，緊急避難としてそれで代用することが許されている．

d．乳児の気道異物除去は背部叩打法と胸部突き上げ法を実施する．

5：c

呼吸があるかどうかを確認するが，水を吐かせるために上腹部圧迫は行わない．これは，上腹部圧迫により心肺蘇生の中断時間が長くなることや嘔吐・誤嚥の危険が高くなることによる．

10-2

6 外科的応急処置の基本要素に関する記述で誤っているものはどれか．1つ選べ．

a 全身的には問題がない場合，局所の打撲や骨折，捻挫などに対する外傷処置としては，RICE の処置を行うことが勧められる．RICE とは，Rest（安静），Icing（冷却），Compression（圧迫），Elevation（挙上）の4つの処置の頭文字を取ったものである．

b RICE の処置に対しやってはならない受傷時の三禁則がある．これは酒，温浴，温湿布であり，腫脹を増大させるので 24〜48 時間は絶対に控えるべきである．

c 通常，氷での Icing は長時間行うと凍傷を起こすこともあるので，1回 60 分を限度として 24〜48 時間，間欠的に行うのがよい．このとき Icing 部分の感覚が完全に麻痺したら一度常温に戻すように努める．これを怠ると凍傷を起こすことがあるので要注意である．

d 挙上は，腫脹を防ぐ意味でも，また腫脹を早く引かせるためにも重要な手技である．下腿の怪我では，寝るときに下腿部に座布団や枕を入れ，心臓より高い位置に挙上を図ることが有用であり，手指や上肢の怪我では，手指を下げず，三角巾で吊って手指がむくまないようにしておくことがよい．

6：c
1回 60 分を限度として→1回 20 分を限度として

7 外科的応急処置の基本要素に関する記述で正しいものの組み合わせはどれか．1つ選べ．

a．損傷部位の二次的腫脹や血管神経の二次的損傷を防ぐために REST が必要である．

b．受傷部位の細胞の代謝活性を促進し，細胞の再生を促進するために最小限に Informed を行う．

c．Compression は患部の内出血や腫脹を抑え，圧迫部分の血液の流れを妨げるためにしっかりと圧迫する．

d．腫脹を予防し，早く引かせるために Elevation が重要である．

ア a・b　　**イ** b・c　　**ウ** c・d　　**エ** a・d

8 外科的救急処置上の一般的注意事項に関する記述で誤っているものはどれか．1つ選べ．

a 外傷の場合すぐに受傷部位の応急処置を行う．

b 至急を要する処置をまず行うこと．

c 速やかに救急車の手配をすること．

d 冷静沈着であること．

解 答・解 説

7：エ

　b．受傷部位の細胞の代謝活性を抑え，二次性の低酸素障害による細胞の壊死を最小限に抑えるために Icing を行う．

　c．Compression は患部の内出血や腫脹を抑えるために有用であるが，あまり圧迫すると，圧迫部分の血液の流れを妨げ，末梢の循環障害を起こすことになるので注意を要する．

8：a

　外傷の場合も，全身状態を見落とさないこと．

9 外科的応急処置の基本要素に関する記述で誤っているものはどれか．1つ選べ．

a RICEとは，打撲や骨折，捻挫などに対する外傷処置である．
b RICEとは，安定化，冷却，圧迫，挙上の4つの処置である．
c RICEは，いずれの処置も，基本的に，腫脹を防ぐためである．
d RICEの処置に対して酒，温浴，温湿布をやってはならない理由は，腫脹を増大させるからである．

10 外科的応急処置の基本要素に関する記述で正しいものの組み合わせはどれか．1つ選べ．

a．Restの方法は，ベッド上での全身の安静のほか，損傷部位へのテーピングなどにより固定する．
b．Icingの方法は，受傷直後は足関節の捻挫ならばバケツに氷水を入れ，足部をそのなかに15分つけておく，もしくは，氷水を入れたビニール袋を患部にあて，包帯で固定する．
c．Elevationの方法は，腫脹が予想される部位に固めのスポンジや5mm厚のパッドのようなものをうまく形を合わせるようにしてあて，その上からテーピングでの固定を行い，ビニール袋入りの氷を置き，さらにやや圧迫ぎみに弾性包帯で固定する．
d．Compressionの方法は，下腿の怪我では，寝るときに下腿部に座布団や枕を入れ，心臓より高い位置に挙上する．手指や上肢の怪我では，手指を下げず，三角巾で吊る．

ア a・b　　**イ** b・c　　**ウ** c・d　　**エ** a・d

9：b
　安定化→安静

10：ア
　cのElevationとdのCompressionの記述が逆である．

10-3

11 外傷の種類と外科的処置に関する記述で誤っているものはどれか. 1つ選べ.

a 打撲の応急処置は，氷水入りのビニール袋やコールドパックでの局所冷却と，患肢挙上である．

b 肉離れ・筋断裂の応急処置は，患部を氷水入りビニール袋で冷やし，さらにテーピングや弾性包帯で圧迫固定する．

c アキレス腱の応急処置は，腱の断裂端が寄るようにテーピングや副子，ダンボールなどを使って足部を最大底屈状態で固定する．

d スポーツ現場で脱臼した場合，可及的速やかに整復する．

12 外傷に関する記述で誤っているものはどれか. 1つ選べ.

a 骨折は，損傷部の著しい疼痛，腫脹と異常可動性や変形などがみられる．

b 重度の捻挫は，靱帯や関節包が完全に切れ，著しい腫脹，疼痛とともに関節の大きな異常動揺性がみられる．

c 肉離れ・筋断裂は，圧痛や内出血などがみられる．

d 亜脱臼は，患部に陥凹が生じ，通常の歩行はできるが走ることは不可能となる．

解答・解説

11：d
スポーツ現場では脱臼の整復を試みるよりは，まずなるべく痛まない肢位で固定しながら近隣の医療機関に搬送することが重要である．

12：d
亜脱臼→アキレス腱断裂

13 捻挫・靱帯損傷に関する記述で正しいものの組み合わせはどれか. 1つ選べ.

a．捻挫は，怪我の度合いにより通常3段階に分けられる.
b．靱帯損傷Ⅰ：関節をつくっている靱帯のごく一部の線維が切れた場合で，疼痛は軽い.
c．靱帯損傷Ⅱ：靱帯や関節包が完全に切れ，著しい腫脹，疼痛がみられる.
d．靱帯損傷Ⅲ：靱帯や関節包のかなりの部分が切れ，疼痛，腫脹，内出血などもひどい.

ア a・b　　**イ** b・c　　**ウ** c・d　　**エ** a・d

14 スポーツ外傷に関する記述で正しいものの組み合わせはどれか. 1つ選べ.

a．スポーツ外傷を疾患別にみると，最も多いのは骨折である.
b．捻挫の頻度としては，肘関節の捻挫が最も多い.
c．捻挫では，骨折の合併の可能性もあるのでX線検査を受ける.
d．腱断裂中，一番頻度の高いものはアキレス腱断裂である.

ア a・b　　**イ** b・c　　**ウ** c・d　　**エ** a・d

第**10**章　救急処置

解答・解説

13：ア
　c が靱帯損傷Ⅲ，d が靱帯損傷Ⅱに当たる.

14：ウ
　a．スポーツ外傷で最も多いのは捻挫である.
　b．足関節の捻挫が最も多い.

157

15 頭・頸部外傷に対する応急処置に関する記述で誤っているものはどれか．1つ選べ．

a 頭部外傷の応急処置は，搬送の必要がない場合も安静にさせ，打撲部位の冷却を行う．

b スポーツ中の頸部外傷の応急処置は，無理に選手を起こすようなことをせず，現場に担架を入れ，4人がかりで頸部の安静を図りながら担架に選手を移し，さらに頭頸部をベルトやタオルなどで固定する．

c プールの飛び込み事故のときは，あわてず，何人かの補助員の助けを借りながら頸部の安静を保ちつつプール外へ運び出すようにする．

d 二次性ショックの応急処置は，頭を低くし，足部を挙上した位置で，可及的安静を図る．

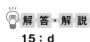

解答・解説

15：d
二次性ショック→一次性ショック

第 11 章

運動プログラムの実際

11-1 運動プログラム作成の基本（1）（2）
11-2 健診結果・安静時心電図の読み方（1）（2）
11-3 メディカルチェックの重要性
11-4 服薬者の運動プログラム作成上の注意
11-5 生活習慣病に対する運動療法プログラム作成実習（1）
　　　包括的プログラム作成
11-6 生活習慣病に対する運動療法プログラム作成実習（2）
　　　過体重（肥満）・肥満症と高血糖・糖尿病
11-7 生活習慣病に対する運動療法プログラム作成実習（3）
　　　高血圧と脂質異常症
11-8 生活習慣病に対する運動療法プログラム作成実習（4）
　　　ロコモティブシンドロームと運動器退行性疾患

（仲　立貴）

1 運動処方の目的・要件に関する記述で正しいものの組み合わせはどれか．1つ選べ．

a. 運動処方の目的は，身体フィットネスの向上と慢性疾患の危険性を減少させることによって，健康な状態を保持・増進させることである．
b. 運動処方は集団に対して画一的な方法が適当である．
c. 運動処方は運動の種類，頻度の2要件の内容を定めることによって実践される．
d. 個人個人の設定する運動プログラムの目標がすべてかなえられるような結果をもたらすことが，運動処方の究極の目的である．

ア a・b　　イ b・c　　ウ c・d　　エ a・d

2 生理学的観点から定義される運動の強度を表す変量として正しいものの組み合わせはどれか．1つ選べ．

a. RPE
b. WR
c. HR
d. $\dot{V}O_2$

ア a・b　　イ b・c　　ウ c・d　　エ a・d

解答・解説

1：エ
b. 運動処方は一人ひとりの目標とする状態に合わせて提供されるべきである．
c. 運動処方は，運動の種類，運動強度，持続時間，頻度の4要件の内容を定めることによって実践される．

2：ウ
a. RPE：主観的運動強度（主観的強度）
b. WR：仕事率（物理的強度）
c. HR：心拍数（生理的強度）
d. $\dot{V}O_2$：酸素摂取量（生理的強度）

3 運動強度に関する記述で誤っているものはどれか．1つ選べ．

a 物理的強度の表し方として W と kgm/分があり，1 W ＝ 6.12 kgm/分の関係がある．
b 生理的強度の表し方として酸素摂取量があり，酸素消費 1 L 当たり約 5 kcal のエネルギーが消費されたものと等しい．
c 生理的強度の表し方としてメッツがあり，安静座位での酸素摂取量 1.0 mL/kg/分を基準とした倍数で表示する方法である．
d 主観的強度のボルグスケールがあり，これは被験者に運動のきつさを数字で答えてもらう方法である．

4 有酸素性運動のプログラムに関する記述で正しいものの組み合わせはどれか．1つ選べ．

a．大筋群を使用した，長時間にわたって継続する運動が望ましい．
b．有酸素性作業能力は乳酸の蓄積によって評価される．
c．一般的に毎日運動を行うことが勧められている．
d．運動強度の設定で心拍数を用いる際，一般的には年齢による推定式［220－年齢］を HRmax として用いることが多い．

ア a・b　　イ b・c　　ウ c・d　　エ a・d

解答・解説

3：c
　1.0 mL/kg/分 → 3.5 mL/kg/分
4：エ
　b．有酸素性作業能力は最大酸素摂取量によって評価される．
　c．一般的に週に 3〜5 回の頻度で行うことが勧められている．

5 運動プログラム作成の基本に関する記述で正しいものの組み合わせはどれか．1つ選べ．

a. 健康づくりのための運動プログラムは，特定の対象者の体力・身体機能・生活行動の変化をもたらして健康の増進に資することを目的とした運動実践の手順を示すことである．

b. 運動プログラムを作成するうえで最も重要な視点は「誰に対してそのプログラムを提供するのか」である．

c. 運動プログラムはサービスとして運動指導を提供するものであり，短期的な効果を評価に取り入れていくことが大切である．

d. 運動プログラムを作成するうえで重要なことの1つは，最終的に，「そのプログラムに合った参加者を探す」という視点である．

ア a・b　　**イ** b・c　　**ウ** c・d　　**エ** a・d

11-2

6 健康診断，スクリーニング検査における基準値および臨床判断値に関する記述で誤っているものはどれか．1つ選べ．

a 健康診断は医学検査であり，健康状態の評価および特定疾患のスクリーニングなどを目的とした検査である．

b 臨床判断値は診断閾値と治療閾値の2つに分けられる．

c スクリーニング検査とは元来がん検診など限定された検査によって特定疾患を検出する目的でなされる検査である．

d 臨床検査における集団の基準範囲から外れた測定値は異常とみなされるが，即「病気」というわけではない．

解答・解説

5：ア

c．運動プログラムはただ単にサービスとしての運動指導だけではないので短期的に効果があったとしてもその一時的な結果だけですべてを評価すべきではない．

d．「そのプログラムに合った参加者を探

す」→「そのプログラムの参加者がどのような姿になることを望んでいるのか」

6：b

臨床判断値は①診断閾値（カットオフ値），②治療閾値，③予防医学的閾値の3つに大別される．

7 採尿法に関する記述で正しいものの組み合わせはどれか．1つ選べ．

a．スクリーニングにはカテーテル尿を用いる．
b．早朝第一尿は，濃縮されアルカリ性に傾いている．
c．24時間蓄尿は，電解質，たんぱくおよびホルモンなどの1日排泄量を調べる場合に用いられる．
d．随時尿は生活活動の影響や食事，服薬などの影響が含まれ，尿中には正常では排泄されない物質を観察する．

ア a・b　　イ b・c　　ウ c・d　　エ a・d

8 尿検査値の評価に関する記述で正しいものの組み合わせはどれか．1つ選べ．

a．血清クレアチニン濃度は腎糸球体濾過率と密接な関係があり，高齢になるほど筋量が減少するため，クレアチニン産生量は増加する．
b．糖尿病で尿ケトン体が持続的に陽性であれば，糖尿病性ケトアルカローシスが考えられる．
c．1日の尿量が100 mL/日以下の場合を無尿と呼び，400 mL/日以下の場合を乏尿，2,000 mL/日以上を多尿と呼ぶ．
d．微量アルブミン尿の検出には，放射免疫測定法，酵素免疫法，ラテックス凝集光学的測定法などが用いられる．

ア a・b　　イ b・c　　ウ c・d　　エ a・d

解答・解説

7：ウ
a．スクリーニング検査では自然排尿による全部尿または中間尿が用いられる．
b．早朝第一尿は，早朝覚醒後最初に採った検体で，濃縮され酸性に傾いており，化学成分や沈渣成分の保存状態がよい．日常生活活動の影響も比較的少なく起立性たんぱく尿なども除外される．

8：ウ
a．血清クレアチニン濃度は高齢になるほど筋量が減少するため，クレアチニン産生量も減少する．
b．ケトアルカローシス→ケトアシドーシス

9 特定健診・特定保健指導に関する記述で誤っているものはどれか．1つ選べ．

- a 収縮期血圧 130 mmHg は保健指導判定値である．
- b 拡張期血圧 90 mmHg は受診勧奨判定値である．
- c LDL コレステロール 140 mg/dL は保健指導判定値である．
- d 空腹時血糖 100 mg/dL は保健指導判定値である．

10 糖尿病が疑われる検査値を示しているもので正しいものの組み合わせはどれか．1つ選べ．

a．空腹時血糖が 160 mg/dL
b．HbA1c が 7%
c．空腹時血糖が 70 mg/dL
d．HbA1c が 5%

ア a・b　イ b・c　ウ c・d　エ a・d

解答・解説

9：c
　LDL コレステロール 140 mg/dL は受診勧奨判定値である．

10：ア
　空腹時血糖の基準値は 60〜110 mg/dL 未満．126 mg/dL を超えた場合，糖尿病の診断基準の1つが満たされる．HbA1c では空腹時血糖（110 mg）に相当するのが 6.0%（NGSP）である．

11-3

11 メディカルチェックの目的として正しいものの組み合わせはどれか．1つ選べ．

a．安全に実施するために全員が運動負荷試験を受ける．

b．保有する疾患が治療またはコントロールされるまで，医学的に運動が禁忌である人を識別するため．

c．運動プログラム開始前，または現在のプログラムの頻度・強度を増加する前に，医学的検査・運動負荷試験を受けるべき人を検出するため．

d．競技力を向上させるため．

ア a・b　　**イ** b・c　　**ウ** c・d　　**エ** a・d

12 運動プログラム開始前のスクリーニングの手順に関する記述で誤っているものはどれか．1つ選べ．

a 中〜高強度運動を継続し，徐々に高強度運動にしてよいのは，定期的に運動をしており，心血管疾患，代謝性疾患，腎疾患がなく，かつこれらの疾患の徴候・症状がない場合である．

b 定期的に運動をしていない人が，心血管疾患，代謝性疾患，腎疾患はあるが無症状の場合，医学的評価は推奨される．

c 定期的に運動をしている人が，心血管疾患，代謝性疾患，腎疾患の症状・徴候がある場合，運動を中止する．

d 定期的に運動をしていない人は，心血管疾患，代謝性疾患，腎疾患がなく，かつこれらの疾患の徴候・症状がなくても，中等度強度運動はしてはいけない．

解答・解説

11：イ

a．臨床上重大な疾患または異常を有し，医学的監視下の運動プログラムに参加すべき人を識別するため．

d．競技力を向上させるためではなく，安全に運動するためにメディカルチェッ

クを行う．

12：d

疾患の徴候・症状がなくても，中等度強度運動はしてはいけない→疾患の徴候・症状がない場合，低〜中等度強度運動から行う．

165

13 メディカルチェックの進め方に関する記述で誤っているものはどれか. 1つ選べ.

a メディカルチェックの目的を達成するには, まず, 年齢, 心血管疾患危険因子の保有状況, 心血管および呼吸器疾患の有無, あるいはその症状・徴候の有無を調べ, 運動に伴うリスクを分類する必要がある.

b 定期的に運動をしていない人は, 心血管疾患, 代謝性疾患, 腎疾患がなく, かつこれらの疾患の徴候・症状がなくても, 医学的検査は推奨される.

c 危険因子の基準については, 定期的な見直しが行われるので, つねに最新の情報を得るために専門領域の学術雑誌などのチェックを怠らないようにする心がけが重要である.

d 定期的に運動をしていても, 心血管疾患, 代謝性疾患, 腎疾患の症状・徴候がある場合, 医学的検査は推奨される.

14 メディカルチェックの進め方に関する記述で誤っているものはどれか. 1つ選べ.

a 運動中突然死の原因疾患の半数以上が心血管疾患である.

b 中高年者においては, 心血管疾患危険因子, 虚血性心疾患による若年死の家族歴を中心とした問診は, 運動のリスクを評価する手段として有効であるとされている.

c 運動をより安全に実施するためには, 日常的な自己管理を徹底し, 体調になんらかの異常を感じたときには速やかにかかりつけ医などに相談することが重要である.

d 運動をより安全に実施するためには, 日常的な自己管理を徹底し, 異常を感じない場合にも, 特に心血管疾患危険因子を1個でも保有している人では, 3年に1回程度の定期的なメディカルチェックを受けることが運動を安全に継続していくために必要である.

解答・解説

13 : b
推奨される→必須ではない.

14 : d
3年に1回程度→1年に1回程度

15 運動実施直前の体調の把握および特殊な環境条件における指導上の注意点に関する記述で誤っているものはどれか．1つ選べ．

- a ．入念なメディカルチェックで異常が認められない場合でも，運動を実施する環境条件の把握は重要である．
- b ．適切なメディカルチェックを受けていても，運動実施直前の体調によって予測できない異常が発生することがある．
- c ．基礎病変のない人であっても，種々の環境の影響による生体調節機構の破綻が，重大な事故や突然死の発生につながる．
- d ．運動実施当日もメディカルチェックを行うことが勧められている．

11-4

16 服薬者の運動プログラム作成上の注意に関する記述で正しいものの組み合わせはどれか．1つ選べ．

- a ．β遮断薬を服用している場合，頻脈が起こりやすいため，心拍数を基準とした運動強度の設定には注意が必要である．
- b ．Ca拮抗薬，血管拡張薬は運動終了後に運動誘発性低血圧を起こすため，クールダウンは段階的に，長めに行う．
- c ．利尿薬は，高温，多湿の環境下での運動時には脱水による熱中症に注意する．
- d ．インスリン服用の場合，出血傾向に注意する．

ア a・b　　**イ** b・c　　**ウ** c・d　　**エ** a・d

解答・解説

15：d
運動実施当日にメディカルチェックを行うことは，困難である．

16：イ
a ．頻脈→徐脈
d ．インスリン服用→アスピリン服用

17 糖尿病患者の薬物療法に関連した運動療法指導・実施上の注意点に関する記述で正しいものの組み合わせはどれか．1つ選べ．

a．運動を行う際のインスリン注射は大腿部に行う．

b．インスリン治療例では，運動は低血糖防止のため食後1～3時間に行わせる．

c．運動中の低血糖発作に備えてチョコレート，アメなどを常備携帯する．

d．水分を過剰摂取すると血糖コントロールが難しいので，口渇感を訴えてから水分を補給する．

ア a・b **イ** b・c **ウ** c・d **エ** a・d

18 服薬者における運動プログラム作成の基本，運動中の事故（特に心事故）防止のための基本に関する記述で誤っているものはどれか．1つ選べ．

a 内服薬はその種類，1日量，服薬回数，服薬アドヒアランス，副作用などの状態を調べ，運動に影響を及ぼす薬物を服用していないか否かを運動実施前に確認しておく．

b 運動中の事故（特に突然死）を防ぐためには，①リスクの層別化，②適切な運動処方，③自己管理，④一次救命処置（心肺蘇生）の4つの行為や行動が機能して，初めて効果を発揮する．

c 経口血糖降下薬などでは服薬後の時間と運動との関連で高血糖などの緊急事態が起こることもあり，注意深い観察が必要となる．

d 服薬者において運動プログラムを作成するうえで考慮すべき項目として，①運動を希望する対象者の病態や重症度，合併症などによるリスクの層別化，②内服薬の情報による運動プログラム調整の必要性が挙げられる．

解 答・解 説

17：イ
　a．運動を行う際のインスリン注射部位は原則として腹壁（臍の下）とし，大腿部は避ける．
　d．口渇感を訴えなくてもあらかじめ水分を十分摂取しておくことは脱水と高血糖の予防になる．

18：c
高血糖→低血糖

19 服薬者（高血圧，糖尿病）への運動プログラム作成上の注意に関する記述で誤っているものはどれか．1つ選べ．

a 主要降圧薬として，① Ca 拮抗薬，② ACE 阻害薬，③ ARB，④少量利尿薬，⑤ β 遮断薬の 5 種類がある．

b 降圧薬服用者への注意として，α 遮断薬や Ca 拮抗薬，血管拡張薬は運動誘発性高血圧を起こすため，クールダウンは段階的に，長めに行うことが大切である．

c インスリン治療例では，運動を行う際の注射部位は原則として腹壁とし，大腿部への注射は避ける．これは大腿部への注射では筋肉への血流量増加によるインスリン吸収促進による血糖降下作用を増強する可能性があるためである．運動は低血糖防止のため食後 1〜3 時間に行わせる．

d 2 型糖尿病および経口血糖降下薬治療中では，運動は原則として食後 1 時間頃が望ましいとされるが，実施可能な時間であればいつでもよい．

20 服薬者の運動プログラム作成上の注意に関する記述で誤っているものはどれか．1つ選べ．

a 高血圧や虚血性心疾患の人は，β 遮断薬や Ca 拮抗薬を服薬している場合があるので，運動プログラム作成上注意が必要である．

b 糖尿病の人は，インスリン注射や経口血糖降下薬を服薬している場合があるので，運動プログラム作成上注意が必要である．

c 脂質異常症の人は，抗血小板薬であるアスピリンを服薬している場合があるので，運動プログラム作成上注意が必要である．

d 虚血性心疾患の人は，抗血小板薬や β 遮断薬，Ca 拮抗薬を服薬している場合があるので，運動プログラム作成上注意が必要である．

解 答・解 説

19：b
　α 遮断薬や Ca 拮抗薬，血管拡張薬は，運動誘発性低血圧を起こす．

20：c
　脂質異常症治療薬は，運動に対し特に問題となるような影響はないため，特別な配慮の必要性はない．

21 運動プログラムに関する記述で誤っているものはどれか．1つ選べ．

a PDCAサイクルのP：plan（計画）は，初期の運動プログラムである．
b PDCAサイクルのD：do（実践）は，実際にある一定期間，その運動プログラムを実践することである．
c PDCAサイクルのC：check（評価）は，実践した結果を評価することである．
d PDCAサイクルのA：act（改善）は，評価に対する対策を講じることであり，これでPDCAサイクルが終了する．

22 生活習慣病に対する運動療法包括的プログラム作成に関する記述で誤っているものはどれか．1つ選べ．

a 運動様式（運動種目）は，有酸素性運動，レジスタンス運動，レクリエーション運動，ストレッチなどから，1種目選択する．
b 運動様式（運動種目）は，運動療法の目的，生活習慣病の種類，実施場所などによって決める．
c 生活習慣病の場合は，運動の効果とともに運動障害の発生しにくい運動様式（運動種目）を選択する．
d 肥満の場合は，膝や腰に負担の小さい運動様式（運動種目）を選択し，整形外科的傷害の発生に留意する．

解答・解説

21：d
これでPDCAサイクルが終了する→それが次のPにつながる．

22：a
1種目選択する→少なくとも2〜3種目で構成される．

23 生活習慣病に対する運動療法包括的プログラム作成に関する記述で誤っているものはどれか．1つ選べ．

a 有酸素性運動の運動強度は，中等度強度〔最大酸素摂取量（$\dot{V}O_2max$）の50%〕を選択する．
b 中等度強度は，運動中に血糖値や血圧が異常に上昇する程度を抑制できる．
c 中等度強度を運動負荷テストを割愛して簡便に求めたい場合，心拍数，客観的運動強度やメッツのどれか1つ以上を利用する．
d 心拍数による処方は，β遮断薬などの降圧薬を服用している場合，心拍数が大幅に抑えられるため，勧められない．

24 生活習慣病に対する運動療法包括的プログラム作成に関する記述で誤っているものはどれか．1つ選べ．

a 1回の運動の持続時間は，有酸素性運動，レジスタンス運動，ストレッチなどを組み合わせて，10～60分を目安にするとよい．
b 10分1回の運動では，体力の増強や減量促進効果，血糖・血圧改善効果が得られにくいため，1日4～6回など回数を増やすとよい．
c 運動頻度は，週に5～6回は安全域と考えられるが，レジスタンス運動は週に2～3日が適当である．
d 生活習慣病患者では，動的ストレッチングが適当である．

解答・解説

23：c
客観的運動強度→主観的運動強度

24：d
動的ストレッチング→静的ストレッチング

25 生活習慣病に対する運動療法包括的プログラム作成に関する記述で誤っているものはどれか．1つ選べ．

a 運動プログラムの効果判定は，PDCA サイクルの C に相当する．

b 運動プログラムの効果判定は，初期の運動プログラムを作成する際に基礎資料とした情報を，運動プログラム期間後に再度収集して行う．

c 運動プログラムの再作成は，PDCA サイクルの P に相当する．

d 運動プログラムの再作成は，効果判定の結果に基づき初期の運動プログラムを調整するのが基本となる．

11-6

26 肥満に対する運動療法プログラム作成に関する記述で誤っているものはどれか．1つ選べ．

a 安全，かつ効果的な減量プログラムを作成するうえで，目標減量値を設定することは重要である．肥満と診断された人（BMI 25 以上）においては，減量プログラム開始時の体重の5～10%減を目安に目標を設定するとよい．

b 肥満と診断された人（BMI 25 以上）においては，5～10%程度の減量は，約1ヵ月間かけて達成することが望ましい．

c 多くの肥満者には，運動不足とともに運動嫌いの傾向がみられる．ドロップアウト（減量意欲喪失）や運動に伴う傷害を防ぐうえで，減量取り組み初期（運動の第一段階）には日常生活のなかの基本運動である歩行（ウォーキング）を勧めるとよい．

d 肥満者は過体重であるため，膝関節や足関節などに負担がかかりやすく，運動により関節炎や腰痛を引き起こす危険性が高い．原則として，膝や腰などへの負担の小さい種目を選ぶ．

解 答・解 説

25：c
P → A

26：b
約1ヵ月間→約3～6ヵ月間

27 100 kcal を消費する運動として正しいものの組み合わせはどれか．1つ選べ．

a．テニス　25分
b．ジョギング　20分
c．ボウリング　20分
d．エアロビックダンス　60分

ア a・b　　**イ** b・c　　**ウ** c・d　　**エ** a・d

28 肥満予防・改善として運動を行う意義に関する記述で<u>誤っている</u>ものはどれか．1つ選べ．

a 肥満に起因ないし関連し，減量を要する健康障害として，耐糖能障害，脂質異常症，高血圧などが挙げられる．これらの疾患の多くは，肥満を予防することで発症を回避することができると考えられている．

b 減量の基本は摂取エネルギーの制限（食習慣改善）であり，その効果は非常に高い．しかしながら，著しい「食事制限」のみで減量すると，除脂肪組織（筋量や骨量など）の減少や脂質酸化能の低下を招き，リバウンドや体力の低下を引き起こす可能性が高まる．

c 軽度肥満の60 kgの女性が30分間の早歩でウォーキングした場合（4メッツ強度），エネルギー消費量は約120 kcal（4 × 60 × 0.5）である．

d 「食習慣改善＋運動実践」では，食習慣改善（ほとんどが食事制限）による大きな減量効果に加え，運動の効果も期待できる．特に有酸素性運動には脂質を消費することに加え，脂質が皮下脂肪に取り込まれるのを抑制する働きがあることから，皮下脂肪型肥満の予防・改善に有効との報告がなされている．

解答・解説

27：ア
　c．ボウリング　40分
　d．エアロビックダンス　30分
28：d
　特に有酸素性運動には脂質を消費すること

に加え，脂質が内臓脂肪に取り込まれるのを抑制する働きがあることから，内臓脂肪型肥満の予防・改善に有効との報告がなされている．

第**11**章　運動プログラムの実際

173

29 食事制限だけで減量を行う場合の欠点として正しいものはどれか．1つ選べ．

- a 除脂肪組織，骨格筋が減少する．
- b 除脂肪組織が増加する．
- c リバウンドに影響しない．
- d 体力の低下を引き起こさない．

30 肥満に高血糖・糖尿病を合併した場合の運動プログラムに関する記述で正しいものの組み合わせはどれか．1つ選べ．

a．肥満に高血糖・糖尿病を合併した場合の運動プログラムは，肥満に対する運動プログラムとは異なる．
b．血糖降下薬やインスリンを使っている糖尿病患者が運動を行う際は，高血糖に備えて，キャンディのような速効性のある糖分を常備する．
c．血糖値が著しく高い人は，それが良好になるまで運動を控えなければならない場合もある．
d．運動を終えた後，数時間は血糖値が下がり続けることがある．

ア　a・b　　イ　b・c　　ウ　c・d　　エ　a・d

29：a
著しい食事制限のみで減量すると，除脂肪組織（筋量や骨量など）の減少や脂肪酸化能の低下を招き，リバウンドや体力の低下を引き起こす可能性が高まる．

30：ウ
a．異なる→基本的には同じである．
b．高血糖→低血糖

11-7

31 高血圧と脂質異常症に対する運動療法プログラム作成に関する記述で誤っているものはどれか．1つ選べ．

a 高血圧の場合の目標設定は，10 mmHg 程度の血圧下降であり，期間は3～6ヵ月である．

b 脂質異常症の場合の目標設定は，血清脂質値の20%程度の改善で，期間は3～6ヵ月である．

c 運動種目は，有酸素性運動を主にして，レジスタンストレーニングを積極的に取り入れてもよい．

d 脂質異常症に対する運動処方内容は，高血圧のものに準じて作成可能である．

32 高血圧と脂質異常症に対する運動療法プログラム作成に関する記述で誤っているものはどれか．1つ選べ．

a β-ブロッカーと Ca 拮抗薬は，降圧薬である．

b β-ブロッカーは心拍数に影響するので，%HRmax や%HRreserve で運動強度を決定する場合には注意が必要である．

c β-ブロッカーやある種の Ca 拮抗薬（ベラパミル系）は，徐脈をもたらす．

d β-ブロッカーを服薬中の患者では，運動負荷試験を実施せずに処方を作成する場合に，%HRreserve など通常の方法で運動時目標心拍数を決定すると，低強度になってしまう．

💡 **解 答・解 説**

31 : b
20%程度→10%程度

32 : d
低強度→高強度

33 高血圧と脂質異常症に対する運動療法プログラム作成に関する記述で誤っているものはどれか．１つ選べ．

a β–ブロッカーを服薬しておらず，運動負荷試験を実施した場合，運動強度の指標は，$\%\dot{V}O_2max$，$\%\dot{V}O_2reserve$，$\%HRmax$，$\%HRreserve$，RPE のすべてが使用できる．

b β–ブロッカーの服薬者で，運動負荷試験の実施が不可能な場合，運動強度の指標は，RPE を使用する．

c β–ブロッカーの服薬者で，服薬した状態で運動負荷試験を実施した場合，運動強度の指標は，$\%\dot{V}O_2max$，$\%\dot{V}O_2reserve$，RPE が使用できる．

d β–ブロッカーを服薬しておらず，運動負荷試験の実施が不可能な場合，運動強度の指標は，$\%HRmax$，$\%HRreserve$，RPE が使用できる．

34 高血圧と脂質異常症に対する運動療法プログラム作成に関する記述で誤っているものはどれか．１つ選べ．

a 運動種目は，有酸素性運動を主にして，レジスタンストレーニングは血圧を上昇させるので，行うべきではない．

b レジスタンストレーニングは，息こらえをせず，必ず呼吸を止めずに，10~15 回反復して続けていくことが重要である．

c 有酸素性運動の強度は中等度強度（50~60%$\dot{V}O_2max$），レジスタンストレーニングの強度は軽い負荷強度で行うことが推奨される．

d 運動プログラムの効果判定の実施時期は，所定の期間（3~6ヵ月）のプログラム終了後である．

第**11**章　運動プログラムの実際

💡 解 答・解 説

33：c
　β–ブロッカーの服薬者で，服薬した状態で運動負荷試験を実施した場合，運動強度の指標は，$\%\dot{V}O_2max$，$\%\dot{V}O_2reserve$，$\%HRmax$，$\%HRreserve$，RPE のすべてが使用できる．

34：a
　レジスタンストレーニングは血圧を上昇させるので，行うべきではない→レジスタンストレーニングを積極的に取り入れてもよい．

35 高血圧と脂質異常症に対する運動療法プログラム作成に関する記述で誤っているものはどれか．1つ選べ．

a 運動プログラムが終了した後に高血圧，脂質異常症の改善が十分でない場合には，薬物療法を開始または運動強化，食事改善することを考えなければならない．

b 運動プログラムが終了した後に高血圧，脂質異常症が改善傾向にある場合には，再運動プログラムの内容は基本的には初回の運動プログラムと同様である．

c 運動プログラムが終了した後は，初回と同様の検査を行い効果を判定する．

d 運動プログラムが終了した後に高血圧，脂質異常症が改善した場合には，運動プログラムは中止してもよい．

11-8

36 ロコモティブシンドロームと運動器退行性疾患に対する運動療法プログラム作成に関する記述で誤っているものはどれか．1つ選べ．

a ロコモティブシンドローム（ロコモ）は，運動器の障害によって介護・介助が必要な状態になっていたり，そうなる危険が高くなっている状態を表している．

b ロコモ発生にかかわる疾患にはサルコペニア，変形性膝関節症，変形性腰椎症，骨粗鬆症があり，筋力低下，膝痛，腰痛を生じる原因となる．

c 運動器障害による生活活動の制限にはさまざまな程度があり，その重症度に応じて各自の目標を定めることが勧められている．

d ロコモ発生にかかわる運動器疾患は，加齢のみが増悪因子である．

解答・解説

35：d
運動プログラムは中止してもよい→改善を維持するために運動プログラムの継続が必要である．

36：d
加齢のみが増悪因子である→増悪因子ということではない．

第**11**章　運動プログラムの実際

37 膝痛，腰痛に対する運動療法の適応に関する記述で<u>誤っているもの</u>はどれか．1つ選べ．

a 変形性膝関節症による膝痛は，原則として進行した場合でも，運動療法の適応である．

b 関節リウマチ，膝部の骨壊死などの疾患の場合は，運動より原疾患の治療を優先する．

c 腰痛を生じる疾患で運動療法の適応となるのは，腰椎内を走行する神経の障害による下肢のしびれ・痛みや筋力低下という神経症状がない変形性腰椎症，および新鮮な骨折のない骨粗鬆症である．

d 急性の腰痛は，痛みのない範囲内で運動する．

38 膝痛，腰痛に対する運動プログラムに関する記述で<u>誤っているもの</u>はどれか．1つ選べ．

a 退行性疾患による膝痛，腰痛の運動プログラムは，筋力を強化すること，および関節や筋・腱の柔軟性低下に対するストレッチングが中心となる．

b 退行性疾患による膝痛，腰痛の運動の順序は，ウォームアップ→主運動→クールダウンの流れにこだわる必要はない．

c 退行性疾患による膝痛，腰痛の運動の強度は，低負荷で行う．

d 退行性疾患による膝痛，腰痛の運動の頻度は，週に2〜3回で行う．

第11章　運動プログラムの実際

解答・解説

37：d
急性の腰痛は，痛みのない範囲内で運動する→原因疾患が何であれ，急性の腰痛に対しては運動療法の適応はない．

38：d
週に2〜3回で行う→できる限り毎日継続する必要がある．

39 膝痛，腰痛に対する運動プログラムに関する記述で誤っているものはどれか．1つ選べ．

a 膝痛を有する対象者で強化すべき筋は，大腿四頭筋，外転筋，内転筋である．

b 膝痛を有する対象者で柔軟性を改善させるべき筋は，膝関節屈曲・伸展筋群である．

c 腰痛を有する対象者で強化すべき筋は，体幹筋である．

d 腰痛を有する対象者で柔軟性を改善させるべき筋は，体幹筋である．

40 腰痛に関する記述で誤っているものはどれか．1つ選べ．

a 腰椎の退行性変化により生じた疾患である変形性腰椎症は，腰椎のなかの神経が圧迫され，下肢のしびれ・疼痛，運動障害を生じる場合がある．

b 腰痛を生じる疾患で運動療法の適応となるのは，腰椎内を走行する神経の障害による下肢のしびれ・痛みや筋力低下という神経症状がない変形性腰椎症，および新鮮な骨折のない骨粗鬆症である．

c 脊椎の腫瘍，感染症，骨折が原因で発症した腰痛や急性の場合は，運動療法の適応ではない．

d 運動療法の対象となる腰痛への効果判定は，腰痛や日常生活動作の困難さに加え，下肢のしびれ，筋力低下といった神経障害についても評価が必要となる．

第**11**章 運動プログラムの実際

解答・解説

39：d
腰痛を有する対象者で柔軟性を改善させるべき筋は，体幹筋のみならず，腸腰筋，大殿筋，ハムストリングである．

40：d
腰痛や日常生活動作の困難さに加え，下肢のしびれ，筋力低下といった神経障害についても評価が必要となる→腰痛に関する自覚症状と日常生活動作の状況だけを用いて判断する．

179

第 **12** 章

運動負荷試験

12-1　運動負荷試験の実際

12-2　運動負荷試験実習（1）トレッドミル編

12-3　運動負荷試験実習（2）自転車エルゴメータ編

（仲　立貴）

12-1

1 運動負荷試験の目的に関する記述で誤っているものはどれか．1つ選べ．

a 運動耐容能の推定，運動中の血圧反応の確認ができる．

b 潜在性心疾患（特に冠動脈疾患）の診断，重症度の判定ができる．

c 不整脈の評価ができる．

d うっ血性心不全の重症度は評価できない．

2 運動負荷試験の種類とプロトコールに関する記述で正しいものの組み合わせはどれか．1つ選べ．

a．多段階負荷は外的仕事量を連続的に増加する方法である．

b．ランプ負荷は最大酸素摂取量（$\dot{V}O_2max$）や無酸素性作業閾値（AT）を実測するときに用いられる．

c．多段階負荷の代表としては，自転車エルゴメータやトレッドミルが使用されている．

d．ランプ負荷は外的仕事量を一定にして行う方法である．

ア a・b　**イ** b・c　**ウ** c・d　**エ** a・d

第**12**章 運動負荷試験

解答・解説

1：d

うっ血性心不全では重症であるほど運動耐容能が低下することから，その重症度を評価することができる．

2：イ

a．多段階負荷は外的仕事量を段階的に増加しながら行う方法である．

d．ランプ負荷は外的仕事量を連続的に増加する方法である．

182

3 運動負荷試験の中止基準に関する記述で，絶対的基準に該当するものとして正しいものの組み合わせはどれか．1つ選べ．

a．被検者からの中止要求があった場合
b．胸痛の増強
c．運動強度の増加にもかかわらず，収縮期血圧が 10 mmHg 以上低下するがほかの心筋虚血の徴候を伴っていない場合
d．循環不全の徴候（チアノーゼ，皮膚蒼白）が現れた場合

ア a・b　**イ** b・c　**ウ** c・d　**エ** a・d

4 運動負荷試験の危険性と安全対策に関する記述で誤っているものはどれか．1つ選べ．

a 突然死をはじめとする運動負荷試験の合併症の予防において最も重要なことは，運動負荷試験の適応と禁忌と，中止基準の的確な判断である．

b 運動負荷試験中，除細動器（AED）・救急薬品などの備えつけが必須である．

c 運動負荷試験に備えておくべき救急機材は，酸素吸入（酸素，マスク，カニューレ，人工気道，挿管チューブ，喉頭鏡，アンビューバッグ），直流除細動器，静注および点滴器具（静脈留置針，シリンジ，輸液セット，接着テープ）である．

d 運動負荷試験の合併症には，徐脈性不整脈はみられない．

第**12**章　運動負荷試験

解答・解説

3：エ

b．胸痛の増強は相対的基準である．
c．運動強度の増加にもかかわらず，収縮期血圧が 10 mmHg 以上低下し，ほかの心筋虚血の徴候を伴う場合．

4：d

運動負荷試験の合併症には，心臓部位では徐脈性不整脈，頻脈性不整脈，急性冠症候群，心不全，低血圧，失神，ショック，死亡がある．

183

5 運動負荷試験の禁忌，運動負荷試験の中止基準に関する記述で正しいものの組み合わせはどれか．1つ選べ．

a．心電図，収縮期血圧の監視が技術的に困難となった場合は運動負荷試験中止の相対的基準である．
b．急性大動脈解離は運動負荷試験の相対的禁忌である．
c．急性肺塞栓，急性肺梗塞，または深部静脈血栓は運動負荷試験の絶対的禁忌である．
d．心室頻拍と鑑別不可能な脚ブロックの出現は，運動負荷試験中止の相対的基準である．

ア a・b　　イ b・c　　ウ c・d　　エ a・d

6 トレッドミル運動負荷試験に関する記述で誤っているものはどれか．1つ選べ．

a 負荷中止基準に到達したならば，トレッドミルを突然に停止させるのではなく，徐々にスピードを遅くし，傾斜を下げていくようにする．
b トレッドミルは，ベルトの回転速度と傾斜によって負荷をかける機器である．
c 運動負荷試験を行う前には，前夜から今朝までの睡眠が通常通りとれたか，既往歴，現病歴，家族歴および自覚症状を被検者自身から聴取する．
d 運動負荷試験は検者と被検者の1対1で行う．

解答・解説

5：ウ
a．絶対的基準である．
b．絶対的禁忌である．

6：d
運動負荷中の事故のことも考慮して検者は2名以上の体制で行っていくことが推奨される．

7
トレッドミル運動負荷試験に関する記述で誤っているものはどれか．1つ選べ．

a 運動負荷試験前の心電図記録および血圧測定は，ベッド上仰臥位で行うのが基本である．

b トレッドミル負荷プロトコールは大きく分けて，傾斜のみを各段階で増加させるタイプとスピードのみを各段階で増加させるタイプの2種類がある．

c 通常運動負荷試験で使用される電極装着部位は，メイソン−ライカー誘導法である．

d 速度より傾斜を上げていくタイプは高齢者でも対応しやすい．

8
トレッドミル運動負荷試験に関する記述で正しいものの組み合わせはどれか．1つ選べ．

a．心拍数の変動に関しては，被験者の表情から推測する．

b．スポーツあるいは運動のためのメディカルチェックとして実施する場合には，高い負荷強度をかけないほうがよい．

c．トレッドミル運動負荷試験中はつねに心電図モニターを行い，定期的に心電図波形をプリントアウトし，不整脈の出現状況やST下降あるいは上昇の出現について注意深く確認する．

d．主観的運動強度はボルグスケールを被験者の目の前にかざして，番号で答えてもらうことも1つの方法である．

ア a・b　　**イ** b・c　　**ウ** c・d　　**エ** a・d

解答・解説

7：b
大きく分けて，①傾斜とスピードの両者を各段階で増加させるタイプ，②傾斜のみを各段階で増加させるタイプ，③スピードのみを各段階で増加させるタイプの3種類がある．

8：ウ
a．心電図モニター画面上から確認する．
b．スポーツあるいは運動のためのメディカルチェックとして実施する場合には，可能な限り十分に高い負荷強度までかけることが重要である．

185

9 トレッドミル負荷中止後の回復期における注意点に関する記述で正しいものはどれか．1つ選べ．

- a 脳貧血様症状を起こした場合は，両膝を立て，枕をせず，仰臥位に寝かせておくことが重要である．
- b 脳貧血様症状を起こした場合は，両膝を立てず，枕をして，仰臥位に寝かせておくことが重要である．
- c 脳貧血様症状を起こした場合は，両膝を立て，枕をして，仰臥位に寝かせておくことが重要である．
- d 脳貧血様症状を起こした場合は，椅子に座らせ座位をとらせることが重要である．

10 トレッドミル運動負荷試験に関する記述で正しいものの組み合わせはどれか．1つ選べ．

a．負荷前の心電図記録用にベッドが必要である．
b．トレッドミルの傾斜角度やベルトのスピードが正しく設定され，動いているかを定期的にチェックしていくことが重要である．
c．被験者に運動負荷プロトコールは知らせない．
d．トレッドミル用ランプ負荷プロトコールで，スピードが 1.0 kmph，傾斜が 0%での 1 分間の運動強度は 3 メッツである．

ア a・b　　イ b・c　　ウ c・d　　エ a・d

解答・解説

9：a
10：ア
　c．血圧測定と心電図記録を行い，収縮期血圧と拡張期血圧および心電図波形に問題がないことを確認した時点で，被験者に使用される運動負荷プロトコールを知らせる．
　d．3 メッツ → 1.5 メッツ

12-3

11 自転車エルゴメータ運動負荷試験に関する記述で正しいものの組み合わせはどれか．1つ選べ．

a．自転車エルゴメータのなかで，負荷をかける方法として最も普及しているのは，ホイールにベルトを掛け摩擦抵抗により負荷をかける機械式のものである．

b．自転車エルゴメータは，固定式の自転車を漕ぐ際にペダルに負荷をかけることにより運動強度を調節するものである．

c．自転車エルゴメータ運動負荷試験の長所の1つとして，転倒リスクが少ないという特徴がある．

d．最大運動時の酸素摂取量はトレッドミルと比較して，30%程度高くなる傾向がある．

ア a・b　　**イ** b・c　　**ウ** c・d　　**エ** a・d

11：イ

a．負荷をかける方法として最も普及しているのは，渦電流を利用して負荷をかける電磁制御型のものである．

d．30%程度高くなる傾向がある→10%程度低くなる傾向がある．

12 自転車エルゴメータ運動負荷試験に関する記述で正しいものの組み合わせはどれか．1つ選べ．

a．自転車エルゴメータのサドルの高さは，ペダルを漕いだ際に，ペダルが最下部になった時点の膝関節角度が 90°屈曲位が適正である．

b．血圧を正確に測定するためには，マンシェットに付属しているマイクロフォンを上腕動脈の上に装着する．

c．心電図電極の装着は，自転車に乗る前に装着することが望ましく，汗などにより電極の密着性が低下するとノイズの原因となるため，電極やコードを適宜テープで固定する．

d．ハンドルの位置は，被検者の肘関節を 90°屈曲させる程度に合わせる．

ア a・b　　**イ** b・c　　**ウ** c・d　　**エ** a・d

13 自転車エルゴメータ運動負荷試験に関する記述で正しいものの組み合わせはどれか．1つ選べ．

a．多段階負荷では各ステージの終了 30 秒～1 分前くらいにボルグスケールなどを用いて，主観的運動強度の確認を行う．

b．目標心拍数は通常は，年齢別予測最高予測心拍数（220 －年齢）の 50％に設定するのが一般的である．

c．クールダウン終了後は，すぐに血圧計のマンシェットと心電図電極を外して運動負荷試験を終了する．

d．クールダウンを十分に行わないと，トレッドミルより自転車エルゴメータのほうが，静脈還流減少や血管迷走神経反射により血圧や心拍数が過度に低下しやすい傾向にある．

ア a・b　　**イ** b・c　　**ウ** c・d　　**エ** a・d

14 自転車エルゴメータ運動負荷試験に関する記述で**誤っているもの**はどれか．1つ選べ．

a 無酸素性作業閾値の運動強度は，生活習慣病の運動療法や心臓リハビリテーションなどを実施する際の運動強度として利用されている．

b レベリングオフが観察された場合やガス交換比（R）が1.1を超えるなど，一定の条件を満たした場合には，最大酸素摂取量と呼ばれ全身持久力の指標として使用される．

c 症候限界まで運動を実施すると，負荷量が増加しても酸素摂取量が増加しなくなる．この現象はレベリングオフと呼ばれる．

d 酸素摂取量は，運動開始から無酸素性作業閾値を通じて運動終了までほぼ直線的に増加する．運動終了時に得られた酸素摂取量の最大値は最大酸素摂取量と呼ばれている．

解 答・解 説

12：イ
- a．膝関節角度は10〜20°屈曲位が適正とされている．
- d．被検者の肘関節を90°屈曲させる程度に合わせる→血圧測定が正確にできるように肘関節がまっすぐに伸びるように調整し，運動中も肘関節を屈曲させないように指示をする．

13：エ
- b．50%→85%

- c．すぐに血圧計のマンシェットと心電図電極を外して運動負荷試験を終了する→クールダウン終了後も血圧や心電図が運動前の状態に戻るまで観察するのが原則である．

14：d
最大酸素摂取量と呼ばれている→最高酸素摂取量と呼ばれている．

15 自転車エルゴメータ運動負荷試験に関する記述で正しいものの組み合わせはどれか．1つ選べ．

a．プロトコールを選択する際は，対象者の性別，年齢，体重，体力などは考慮する必要はない．
b．ランプ負荷のプロトコールにおいて，10W ramp は男性スポーツ選手が対象の目安である．
c．自転車エルゴメータによる運動負荷試験のプロトコールは，一段階負荷，多段階負荷，ランプ負荷の3種類に分けることができる．
d．ランプ負荷は，多段階負荷と同様に負荷量を増加させながら実施する検査であるが，多段階負荷と異なり，ウォームアップを除いては一定の強度で運動することはなく，負荷の終了まで少しずつ負荷が増加する．

ア a・b　　イ b・c　　ウ c・d　　エ a・d

解 答・解 説

15：ウ

a．対象者の性別，年齢，体重，体力などは考慮する必要はない→対象者の性別，年齢，体重，体力などを考慮して，最終負荷段階を予測して3～4段階で終了するようにする．
b．10W ramp は 60 歳以上の男性，50 歳以上の女性が対象の目安である．

第 **13** 章

運動行動変容の理論と実際

13-1　行動変容の理論
13-2　行動変容理論の実践的適用
13-3　実習：行動変容を意図したプログラム開発
　　　およびカウンセリング

（橋本和幸）

13-1

1 行動変容の理論として正しいものはどれか．1つ選べ．

a オペラント条件づけは，パブロフの犬の実験が有名である．

b レスポンデント条件づけは，スキナー箱の実験が有名である．

c レスポンデント条件づけの例は，小学校の保健体育の授業で嫌な思いをすると，高校でも運動嫌いになることである．

d オペラント条件づけでは，実施者がうまくできたら調子に乗らないように叱るようにすることを求める．

2 トランスセオレティカル・モデルの変容ステージの説明として正しいものはどれか．1つ選べ．

a 熟考ステージ：行動を起こす気がない．

b 準備ステージ：行動を起こしていないが，起こす気はある．

c 維持ステージ：行動を起こす気はある．

d 実行ステージ：行動を始めたばかり．

解答・解説

1：c

a，b．レスポンデント条件づけの実験がパブロフの犬．オペラント条件づけの例がスキナー箱の実験．

d．行動したときに，ほめられるというごほうびをもらえると，さらにやろうとする．叱られるという罰を受けると行動が抑制される．

2：d

各ステージの正しい説明は次の通りである．

前熟考ステージ：行動を起こしておらず，起こす気もない．

熟考ステージ：行動を起こしていないが，起こす気はある．

準備ステージ：今すぐ行動を起こす気はある．

実行ステージ：定期的に行動しているが，まだ始めたばかり．

維持ステージ：行動が習慣化している．

3 動機づけの説明として正しいものはどれか. 1つ選べ.

a 外発的動機づけと内発的動機づけは対立関係にある.

b 外発的動機づけの初期は行動に価値を感じず, 叱られるから行動する状態にある.

c 外発的動機づけは, ごほうびをもらえる以外には起きない.

d 内発的動機づけは自分の気持ちのもち方で促進し, 他者との関係は影響しない.

4 行動変容についての説明で正しいものはどれか. 1つ選べ.

a 小さい子どもは, 大人に比べて自分で自分にごほうびを与えながら行動を起こす.

b ある1つの行動にセルフエフィカシーをもてると, ほかの行動のセルフエフィカシーも同時に高まる.

c 自分と似た人が成功する様子を見るとやる気が高まる.

d 観察学習で有名な研究者はロジャーズである.

解答・解説

3：b

a. 行動に価値を感じると, 外発的動機づけで始めた行動が内発的動機づけで実行されるようになる.

c. 罰を与えても起きることがある.

d. 他者と結びついている, 受け入れられていると感じる「関係性」も影響する.

4：c

a. 発達段階が進むほど, 自己強化（自分にほうびや罰を与えること）により行動を起こせるようになる.

b. セルフエフィカシーは課題特異性があり, 行動Aのセルフエフィカシーが高くても, 行動Bのセルフエフィカシーも高いとは限らない.

c. 正しい. セルフエフィカシーを高める情報源の「代理的経験」の例である.

d. 観察学習で有名な学者はバンデューラ. ロジャーズは来談者中心カウンセリングの提唱者.

5 ソーシャルマーケティングで重視される「4つのP」の名称と内容の組み合わせとして正しいものはどれか．1つ選べ．

a Price－施設

c Promotion－心理的負担

b Product－運動のメニュー

d Place－価格

6 ナッジ理論を効率よく行う枠組みである EAST は，4つの言葉の頭文字を合わせたものである．正しいものはどれか．1つ選べ．

a E：excellent

c S：social

b A：affect

d T：timing

13-2

7 アドヒアランスの説明として正しいものの組み合わせはどれか．1つ選べ．

a．指導者の一方的な指示に従うことである．

b．実践者の行動が中断することである．

c．実践者の選択権を認めるものである．

d．指導者はアドヒアランスを高めるためにファシリテータになる．

ア a・b **イ** b・c **ウ** c・d **エ** a・d

第**13**章 運動行動変容の理論と実際

💡 **解 答・解 説**

5：b

a．Price は金銭などの経済的負担や心理的負担．

c．Promotion は情報伝達，イベント，キャンペーン．

d．Place は運動を行う場所やアクセス方法．

6：c

正しくは次の通りである．

E：easy（簡単）

A：attractive（魅力的）

S：social（社会的）

T：timely（タイムリー）

7：ウ

a．コンプライアンスの説明．

b．行動の逆戻りのこと．

194

8 フォーマティブ・リサーチの説明として正しいものはどれか. 1つ選べ.

a プログラム実施後の調査のことである.

b 対象者の生の声が聴きたいので, 既存の文献や資料は見ない.

c ほかの人がいると本音を話しづらいので, インタビューは個別でしか実施しない.

d 情報収集だけでなく, 対象者との関係づくりにも役立つ.

9 行動修正技法の説明として正しいものはどれか. 1つ選べ.

a レスポンデント条件づけに基づいて行われる.

b ごほうびや罰を与えずに行う.

c 行動する前に起きる出来事を重視する.

d 運動による発汗や疲労は正の強化子になる.

10 認知行動技法で立てる行動計画の説明として正しいものはどれか. 1つ選べ.

a フォローアップの方法を決める.

b 長期間継続する予定を立てる.

c 指導者が決めたことをそのまま実行させる.

d 成果や結果の目標を立てる.

解答・解説

8：d
　a．プログラム実施前の調査のこと.
　b．既存の文献や資料も役立つ.
　c．フォーカスグループ・インタビューなど, 集団面接も行う.

9：c
　a．スキナーの研究＝オペラント条件づけに基づく.
　b．ごほうび＝正の強化子と罰＝負の強化子を効果的に与えるとうまくいく.

　c．正しい. 先行刺激という.
　d．発汗や疲労は実践者にとって好ましいことではないと考えるので, 負の強化子にあたる.

10：a
　a．正しい. 電話やSNSなどで行う.
　b．短期間で行う.
　c．対象者自身に決めさせる.
　d．成果ではなく内容（何を行うか）の目標を立てる.

11 運動習慣がなんらかのきっかけで止まってしまう様子は，逆戻りの過程で説明される．逆戻りの過程の順番として正しいものはどれか．１つ選べ．

a ラプス→コラプス→スリップ→リラプス

b コラプス→ラプス→リラプス→スリップ

c スリップ→ラプス→リラプス→コラプス

d リラプス→スリップ→ラプス→コラプス

13-3

12 行動変容を意図した身体活動・運動プログラム開発の流れとして正しいものはどれか．１つ選べ．

a フォーマティブ・リサーチ→プログラム開発→パイロット試行→プログラム実行→プログラム評価

b パイロット試行→フォーマティブ・リサーチ→プログラム開発→プログラム実行→プログラム評価

c フォーマティブ・リサーチ→パイロット試行→プログラム開発→プログラム評価→プログラム実行

d プログラム開発→プログラム評価→パイロット試行→プログラム実行→プログラム評価

解 答・解 説

11：c
スリップ＝1，2回の停止．ラプス＝1，2週間の停止．リラプス＝1，2ヵ月の停止．コラプス＝完全な停止．

12：a
最初に，対象者の分析をする＝フォーマティブ・リサーチ．
第二に，プログラムを開発する．

第三に，つくったプログラムを試しに行い，修正をする＝パイロット試行．
第四に，プログラム実行・プロセス評価と要素の確認（フィディリティのチェック）を行う．
最後に，プログラム評価・アウトカム評価を行う．

13 カウンセリング実施時に注意すべき「5A」として正しいものはどれか．1つ選べ．

a Attractive

b Appropriate

c Assess

d Affect

14 運動コンサルテーションの留意点として正しいものはどれか．1つ選べ．

a 緊張感のある雰囲気で行う．

b アイコンタクトを大切にする．

c 対象者の言語的メッセージに集中する．

d 運動の恩恵のみを説得的に伝える．

解答・解説

13：c
- a．ナッジ理論の EAST の 1 つ．
- b．認知行動技法の SMART ポイントの 1 つ．
- c．正しい．評価を行うこと．
- d．ナッジ理論の MINDSPACE の 1 つ．

14：b
- a．リラックスした雰囲気で行うようにする．
- b．正しい．アイコンタクトや信頼関係づくりにより，対象者を受け入れる態度をつくる．
- c．身振りや表情などの非言語的メッセージにも気を配る．
- d．運動の負担と恩恵のバランスを考えさせるようにする．

15 動機づけ面接法の方法として正しいものはどれか．1つ選べ．

a 「はい」か「いいえ」かで答えられる質問をする．

b 長所よりも欠点を指摘する．

c 来談者が言ったことをまとめてフィードバックする．

d 将来よりもこれまでの経過に注目させる．

第**13**章　運動行動変容の理論と実際

解 答・解 説

15：c

a．「はい」か「いいえ」かで答えられる
　　クローズド・クエスチョンよりも，自
　　由に回答できるオープン・クエスチョ
　　ンを用いる．

b．長所＝良いところ探しを行い，来談者

を受容する．

c．正しい．要約という方法である．

d．「運動しないとどうなるか？」など，
　　将来のことを考えさせると，やる気が
　　起きやすい．

198

第 14 章

運動とこころの健康増進

14-1 ストレスの考え方と評価法
14-2 ストレスマネジメントとカウンセリング
14-3 QOL 強化に果たす運動の役割（禁煙支援を含む）

（橋本和幸）

14-1

1 わが国のメンタルヘルスの現状として正しいものはどれか．1つ選べ．

a わが国の自殺者数は年々増加している．

b うつ病を含む気分障害の患者数は年々増加している．

c うつ病の生涯有病率は男性のほうが高い．

d うつ病は精神疾患なので身体の健康には影響しない．

2 生化学的ストレス反応として正しいものはどれか．1つ選べ．

a 血圧上昇

b ホルモンの変化

c 過食

d 気分の変動

解答・解説

1：b
a．自殺対策基本法などの対策で2010年度より減少傾向．
b．1996年の43.3万人が，2017年には127万人．
c．女性25％，男性12％．
d．うつ病には身体症状もみられる．

2：b
a．生理学的ストレス反応
c．行動的ストレス反応
d．情動的ストレス反応

3 ストレス学説のうち，正しいものはどれか．1つ選べ．

a セリエによると，強いストレス刺激を受けると，生体は抵抗できずに一気に疲弊する．

b ラザルスらによると，ストレス源が加わっても対処可能と認知すると耐えることができる．

c レビらは，動物実験の結果をそのまま人間に当てはめた．

d 人間−環境モデルでは，性格などの個人の要因は影響しないと考える．

4 労働者のストレス対策の説明として正しいものはどれか．1つ選べ．

a 仕事のストレスを減らすには，自分で考えずに与えられた仕事をこなすだけにとどめたほうがよい．

b ストレス耐性を高めるためには，身体と心を緊張状態に保つ工夫が必要である．

c 血液検査などで定期的に心理社会的ストレスを把握するとよい．

d 一次予防としてポジティブ思考や認知のゆがみの修正が考えられる．

解答・解説

3：b
a．セリエは，疲弊する前にストレスに抵抗力が働くとした．
b．ラザルスらは，自分の対処能力（コーピング）をどう認知するかを重視した．
c．レビらは，社会環境のなかで人間をどうとらえるかを重視した．
d．レビらの人間−環境モデルは，性格や対処能力など個人要因も重視する．

4：d
a．労働者本人に仕事の裁量があることがストレスを減らす．
b．反対に，身体や心を弛緩させるためにリラクセーション法を用いると効果的である．
c．血液，尿，唾液から採取したホルモンとその代謝物により，心理社会的ストレスではなく生物学的ストレスの測定ができる．

5 メンタルヘルスと運動の効果として正しいものはどれか．１つ選べ．

- **a** 抑うつ状態にある人には，負荷の高い運動から始めさせる．
- **b** テレビ視聴のように受動的な不活動時間は，メンタルヘルスに影響はない．
- **c** うつ病患者に１日30分以上の息が弾む程度の運動を行わせると，うつ症状が軽減した研究報告がある．
- **d** 運動中にほかの人がいると集中力が維持できないので，できるだけ１人で運動をしたほうがよい．

14-2

6 カウンセリングの理論・技法と人物の組み合わせとして正しいものはどれか．１つ選べ．

- **a** 社会的認知理論−プロチャスカ
- **b** トランスセオレティカル・モデル−バーン
- **c** 来談者中心カウンセリング−バンデューラ
- **d** 理性感情行動療法−エリス

解 答・解 説

5：c

a．抑うつ状態にあると，身体の調子が悪く，動機づけが低いので，運動開始時は軽めの運動がよい．慣れてきたら負荷や量を増やす．

b．座位行動といい，メンタルヘルスに悪影響がある．

d．友人やトレーナーと一緒に運動したことで抑うつ発症のリスクが低減したという研究報告がある．

6：d

正しい組み合わせは次の通りである．
社会的認知理論−バンデューラ
トランスセオレティカル・モデル（TTM）
−プロチャスカとディクレメンテ
来談者中心カウンセリング−ロジャーズ
バーンは交流分析

7 ストレスマネジメントで用いられるストレス対処方法として正しいものはどれか．1つ選べ．

a ストレス症状を評価する．

b ストレス源に気づく．

c ストレッサーから回避させない．

d ストレス耐性を強化する．

8 運動実施の心理的効果のうち，長期的効果として正しいものはどれか．1つ選べ．

a 認知機能の改善　　　**c** 新しい親交の形成

b リラクセーションの強化　**d** 気分の改善

9 ストレスを評価する尺度の説明のうち正しいものはどれか．1つ選べ．

a 社会再適応尺度は，体験した生活出来事の総量からストレスを測定する．

b ラザルスは，デイリーハッスルズという日常生活での頑張りを測定する尺度をつくった．

c K-6調査票は仕事上のストレスを多面的に評価する尺度である．

d 職業性ストレス簡易調査票は，経済産業省の委託研究で開発された調査票である．

解答・解説

7：d
　a．評価ではなく解消．
　b．気づくのではなく解消．
　c．ストレス源（ストレッサー）からは場合によっては回避してもよい．

8：a
　b，d．心理的効果の短期的効果
　c．社会的効果の長期的効果

9：a
　a．ホームズとレイが開発した．
　b．デイリーハッスルズは日常的な苛立ち事をストレッサーとして測定する．
　c．K-6調査票はうつ病や不安症などの精神疾患をスクリーニングする．
　d．経済産業省ではなく厚生労働省．

10 運動指導の説明として正しいものはどれか．1つ選べ．

a 体温上昇や発汗などはストレッサーになり，運動の継続を阻害する．

b 運動する人本人の自覚的健康度が高ければ，見かけの状態が変わらなくても運動の効果があったといえる．

c 運動やスポーツを実施すると，自分の身体の状態に目が向くため自己愛が強まる．

d 運動やスポーツは，1人で行うものより集団で行うもののほうがあらゆる面で優れている．

14-3

11 メンタルヘルス・プロモーションのために適切な運動プログラムの条件として正しいものはどれか．1つ選べ．

a 参加者全員にできるだけ強い運動負荷をかけて，運動量を増やす．

b 実施時の怪我防止は参加者の自己責任とする．

c どれを選ぶか迷ったり開始後に中断したりしないように，厳選した1つの運動メニューのみを提示する．

d 運動負荷に弱い人や実施者の好き嫌いに配慮した運動を提示する．

解 答・解 説

10：b

a．体温上昇や発汗程度のストレッサーは適度なものなので良性ストレスになる．

c．自己愛は，人や社会とのつながりを軽視すると高まる．運動やスポーツの実施で社会参加すると，自己愛化を防げる可能性がある．

d．1人で行う運動にも集団で行う運動にも，それぞれ長所と短所がある．

11：d

a．参加者にとって，心肺機能に悪影響が出るほどの負荷がなく，ストレス解消に効果がある運動量を知る必要がある．

b．怪我防止などの危機管理は支援者の役割である．

c．1つの運動の実施や他者との競争にこだわらないように，いろいろな運動メニューを準備するほうが取り組みやすい．

204

12 保険診療が適用される禁煙治療に参加できる条件として，正しいものの組み合わせはどれか．1つ選べ．

a．常習的な喫煙者
b．ニコチン依存症の診断を受けた人
c．忠告しても禁煙しない人
d．治療計画の説明を受けて，口頭で了解した人

ア a・b　**イ** b・c　**ウ** c・d　**エ** a・d

13 禁煙の促進要因および阻害要因の説明として正しいものはどれか．1つ選べ．

a 仲間や職場の同僚に禁煙を宣言するとモチベーションが高まる．
b 薬物療法は禁煙を迷っている人に効果がある．
c 禁煙希望者同士で集まると，再喫煙への誘惑が高まる．
d 禁煙成功者からの助言は，自分は同じようにできないという落ち込みを招く可能性が高い．

解 答・解 説

12：ア
　c．本人がただちに禁煙を始めることを希望している必要がある．
　d．同意は口頭ではなく書面で行う．

13：a
　a．禁煙宣言という．
　b．禁煙を始めてニコチン離脱症状が出てきた人に有効．
　c．禁煙希望者同士で集まって助け合うことをピアサポートという．
　d．禁煙成功者の話は手本（モデル）になる．

14 次の説明のうち正しいものはどれか．1つ選べ．

a 職場内禁煙には法的な根拠はなく，各施設の努力次第である．

b 配偶者が喫煙者か非喫煙者かで，健康被害に差が生じる．

c 路上喫煙は健康増進法で禁じられている．

d 運動をしても禁煙につながらない．

15 次の説明のうち正しいものはどれか．1つ選べ．

a メンタルヘルス・プロモーションの一次予防の対象者は健康な人たちなので，動機づけが高く運動に楽しさは必要ない．

b Breslowの7つの健康習慣では，睡眠時間を6時間程度とることを推奨している．

c 運動習慣があると認知症予防につながるという確証がある．

d 精神疾患や身体疾患があると診断された人たちに処方する運動は，即効性が求められるため，すぐに負荷の高い運動を行う必要がある．

解答・解説

14：b

a．健康増進法第25条で，受動喫煙防止のため，施設内の分煙や禁煙を強く求められている．

b．喫煙者の夫の妻は，非喫煙者の夫の妻よりも肺がん死亡率が1.2倍，急性心筋梗塞死亡率が1.3倍．

c．路上喫煙は，法律ではなくいくつかの自治体の条例で禁じられている場合がある．

d．運動による肯定的感情の増加が，ニコチン離脱症状や喫煙衝動を軽減させ

る．また，運動による代謝上昇で体重増加が抑制されることが禁煙の動機づけを高める．

15：c

a．健康度が高いと運動を始めなければいけないという切実さはなく，運動開始の動機づけは低い．

b．Breslowの7つの健康習慣では，7～8時間の睡眠を推奨している．

d．患者に負担を与えないような運動量から開始する．

第 **15** 章

栄養摂取と運動

15-1 食生活と健康運動

15-2 消化と吸収の機構

15-3 栄養素の機能と代謝

15-4 身体活動量の定量法とその実際

15-5 栄養・食事アセスメント（低栄養対策を含む）

15-6 栄養・食事指導の基本（1）（2）

（真野芳彦）

15-1

1 身体と栄養に関する記述で正しいものはどれか．１つ選べ．

a 「栄養素」とは，私たちの身体が食べ物を取り入れた場合の，それを処理する状態のこと．

b 生体の成長，生命の維持のために健全な生活活動を営むのに必要な物質を体外から取り入れて排泄する過程を栄養素という．

c 食べ物の成分のうち，たんぱく質，脂質，炭水化物が三大栄養素である．

d 三大栄養素は消化されて吸収するものではなく，条件によって吸収は変わるので，利用効率という概念が重要である．

2 主要食品の栄養学的特徴のうち，正しいものの組み合わせはどれか．１つ選べ．

a．大豆の油には，リノール酸，γ−リノレン酸などが含まれ，その脂肪酸はn−3系多価不飽和脂肪酸に分類される．

b．ほうれん草には鉄やカルシウムが比較的多く含まれるほかに，フィチン酸やシュウ酸などが含まれ，ミネラルの生体内の利用率がよい．

c．野菜類は，ビタミン・ミネラルならびに食物繊維の供給源である．

d．果実類のビタミン類含量は，（ビタミンC以外が）野菜類に比べて一般に少ない．

ア a・b　　**イ** b・c　　**ウ** c・d　　**エ** a・d

第15章　栄養摂取と運動

💡 **解 答・解 説**

1：c

a．「栄養素」→「栄養」

b．栄養素→栄養

d．三大栄養素→ミネラル・ビタミン

2：ウ

a．リノール酸，γ−リノレン酸は，n−6系多価不飽和脂肪酸に分類される．

b．ミネラルの生体内の利用率は悪い．

208

3 主要食品の栄養学的特徴のうち，正しいものはどれか．１つ選べ．

a 近年，日本人の魚介類の１日平均摂取量は，肉類摂取量を上回っている．

b 魚油には一般に，α-リノレン酸などのn-6系多価不飽和脂肪酸が含まれている．

c 肉類の脂質は，飽和脂肪酸が多いので常温では液体になる．

d 藻類は，固形物が主として難消化性多糖類であり食物繊維の供給源である．

4 食事摂取基準の設定指標の説明のうち，正しいものはどれか．１つ選べ．

a 推定平均必要量（EAR）：特定の集団を対象として測定された必要量から，性・年齢階級別に日本人の必要量の平均値を推定したもの．

b 推奨量（RDA）：原則として「推定平均必要量＋標準偏差の４倍」である．

c 耐容上限量：生活習慣病の予防のために，現在の日本人が当面の目標とすべき摂取量である．

d 目標量：EARとRDAを算定するのに十分な科学的根拠が得られない場合，ある性・年齢階級に属する人々が，良好な栄養状態を維持するのに十分な量である．

解 答・解 説

3 : d
a．肉類摂取量を下回っている．
b．n-6系→n-3系
c．常温では固体になる．

4 : a
b．標準偏差の２倍が正しい．
c．耐容上限量→目標量
d．目標量→目安量

5 食品のリスク分析に関する記述で正しいものの組み合わせはどれか．1つ選べ．

a．リスク分析は，リスク評価，リスク管理，リスクマネジメントからなる．

b．リスク管理は，危害同定，危害特性の明確化，曝露（または摂取量）評価，リスク特性の明確化の4つの段階を経て，行われる．

c．曝露（または摂取量）評価とは，地域や集団について，実際の摂取濃度，あるいは摂取量を定量的に評価することである．

d．リスク特性の明確化とは，特定集団に起こる有害作用の発生率を明らかにし，リスクがどのようなものであるかを明確にすることである．

ア a・b　　**イ** b・c　　**ウ** c・d　　**エ** a・d

15-2

6 胃の構造，消化と吸収の調節に関する記述で正しいものの組み合わせはどれか．1つ選べ．

a．食物は，食道から胃の幽門（部）に入り，噴門から十二指腸に出ていく．

b．胃の酸分泌腺は胃底に局所的に存在し，胃液分泌への寄与は小さい．

c．胃の主細胞はペプシノーゲンを分泌する．

d．胃の壁細胞は胃酸を分泌する．

ア a・b　　**イ** b・c　　**ウ** c・d　　**エ** a・d

💡 **解答・解説**

5：ウ

a．リスクマネジメント→リスクコミュニケーション

b．リスク管理→リスク評価

6：ウ

a．食物は，食道から噴門に入り，幽門から十二指腸に出ていく．

b．胃の酸分泌腺は胃底と胃体の全域に分布し，胃液分泌への寄与は最も大きい．

7 消化の説明のうち，正しいものの組み合わせはどれか．1つ選べ．

a．消化管の運動の基本は，分節運動，蠕動運動の2つである．
b．消化には，物理的消化と化学的消化がある．
c．でんぷんは唾液アミラーゼにより直鎖の少糖類などに断片化される．
d．ペプシンは壁細胞から前駆体のペプシノーゲンとして分泌され，胃酸により活性化される．

ア a・b　　イ b・c　　ウ c・d　　エ a・d

8 吸収の機序に関する説明のうち，正しいものの組み合わせはどれか．1つ選べ．

a．細胞膜での物質の輸送現象は，電気化学的ポテンシャル勾配に従う能動輸送と，これに逆らう受動輸送に大別される．
b．能動輸送は，一次性能動輸送と二次性能動輸送に分けられる．
c．受動輸送は，単純拡散と促進拡散に分けられる．
d．二次性能動輸送は，Na$^+$-K$^+$交換ポンプによるATPの分解に伴うエネルギーを利用する．

ア a・b　　イ b・c　　ウ c・d　　エ a・d

解 答・解 説

7：イ
　a．緊張性運動を加えた3つである．
　d．壁細胞→主細胞
8：イ
　a．細胞膜での物質の輸送現象は，電気化学的ポテンシャル勾配に従う受動輸送と，これに逆らう能動輸送に大別される．
　d．この説明は一次性能動輸送である．

9 栄養素の吸収経路に関する説明のうち，正しいものの組み合わせはどれか．1つ選べ．

a．長鎖脂肪酸は分解後に，リポたんぱく質が小腸でつくられ，肝臓へ運ばれる．
b．中鎖脂肪酸は分解後に，血清アルブミンに結合して中心乳糜管に送られる．
c．脂溶性ビタミンは，脂質の吸収経路と同様である．
d．ビタミン B_{12} は，内因子に結合して回腸まで行き，微絨毛膜から取り込まれる．

ア a・b　　**イ** b・c　　**ウ** c・d　　**エ** a・d

10 無機質（ミネラル）の吸収経路に関する記述で正しいものの組み合わせはどれか．1つ選べ．

a．鉄はヘムあるいは鉄イオンの形で，おもに十二指腸において吸収される．
b．植物性食品に含まれるフィチン酸は鉄の吸収を高める．
c．カルシウムはおもに小腸上部から吸収され，ビタミン K によって吸収が高まる．
d．ナトリウムは大部分が小腸と大腸で吸収され，大便中には少量しか排泄されない．

ア a・b　　**イ** b・c　　**ウ** c・d　　**エ** a・d

解 答・解 説

9：ウ
　a．長鎖脂肪酸は分解後に，小腸−リンパ管−中心乳糜管を経て全身へ送られる．
　b．中鎖脂肪酸は分解後に，毛細血管−門脈を経て肝臓へ運ばれる．

10：エ
　b．植物性食品に多いフィチン酸は鉄イオンと結合してその吸収を悪くする．
　c．ビタミン K →ビタミン D

15-3

11 炭水化物に関する説明のうち，正しいものはどれか．1つ選べ．

a でんぷんは，グルコースが重合してできた少糖類である．

b スクロース，ラクトース，マルトースなどは，二糖類である．

c 炭水化物のなかで，セルロースやペクチンなどは単糖類である．

d グルコースは最も甘味度が高い．

12 脂質に関する説明のうち，正しいものはどれか．1つ選べ．

a 脂質のエネルギーは，約4 kcal/g である．

b 二重結合を含む脂肪酸が飽和脂肪酸である．

c n-3系多価不飽和脂肪酸は，炎症を起こす作用の強いプロスタグランジンが産生されるので多量摂取を控える．

d 多価不飽和脂肪酸は，必須脂肪酸である．

13 たんぱく質に関する説明のうち，正しいものはどれか．1つ選べ．

a 肉，魚，卵，牛乳のアミノ酸価は86である．

b たんぱく質のエネルギーは約9 kcal/g である．

c 穀類のアミノ酸価は比較的高い（全種90に近い）．

d たんぱく質は20種類のアミノ酸が数十から数千結合した高分子化合物である．

解答・解説

11：b
  a．少糖類→多糖類
  c．単糖類→難消化性多糖類
  d．グルコース→果糖

12：d
  a．約4 kcal/g→約9 kcal/g
  b．飽和脂肪酸→不飽和脂肪酸

  c．n-3系→n-6系

13：d
  a．86 → 100
  b．約9 kcal/g→約4 kcal/g
  c．比較的高い→低い（精白米65，食パン44）．

213

14 ビタミンの機能のうち，正しいものの組み合わせはどれか．1つ選べ．

a．ビタミン B_{12} はコバルトを含む化合物である．
b．ビタミン A，D，E，K は水溶性ビタミンである．
c．ビタミン B_1，B_2，ナイアシン，パントテン酸，ビオチン，B_6，葉酸，B_{12} は脂溶性ビタミンである．
d．ビタミン C は抗酸化作用やコラーゲン合成にかかわっている．

ア a・b **イ** b・c **ウ** c・d **エ** a・d

15 鉄の機能と代謝のうち，正しいものの組み合わせはどれか．1つ選べ．

a．鉄は赤血球の血色素の構成成分である．
b．前潜在性鉄欠乏は，貯蔵鉄と血清フェリチン値の低下がみられる．
c．潜在性鉄欠乏は，血中ヘモグロビンの低下がみられる．
d．鉄欠乏性貧血は，貯蔵鉄の枯渇と血清鉄の2つの減少がみられる．

ア a・b **イ** b・c **ウ** c・d **エ** a・d

解答・解説

14：エ
b．水溶性ビタミン→脂溶性ビタミン
c．脂溶性ビタミン→水溶性ビタミン

15：ア
c．貯蔵鉄の枯渇と血清鉄の減少がみられる．
d．血中ヘモグロビンの低下を加えた3つの減少がみられる．

15-4

16 エネルギー代謝の説明のうち，正しいものの組み合わせはどれか．1つ選べ．

a．呼吸商は産生された O_2 と消費した CO_2 の比（O_2/CO_2）をさす．

b．エネルギー代謝とは，エネルギーを筋収縮，神経伝達，物質構成などに変換する過程をいう．

c．エネルギー基質に糖質のみを利用した場合，呼吸商は1である．

d．エネルギー基質が脂肪酸の場合，呼吸商は約0.835である．

ア a・b **イ** b・c **ウ** c・d **エ** a・d

17 エネルギー代謝の説明のうち，正しいものの組み合わせはどれか．1つ選べ．

a．エネルギー代謝の測定法のうち，直接法は消費されたエネルギーが熱となり放散されたときの熱量を直接測る方法である．

b．エネルギー代謝の測定法のうち，間接法は装置が大がかりで，活動内容が限定される．

c．代表的な間接法の測定機器がアトウォーター・ローザ・ベネディクト熱量計である．

d．総エネルギー消費量は，基礎代謝量，食事誘発性体熱産生，身体活動量の3つに大別できる．

ア a・b **イ** b・c **ウ** c・d **エ** a・d

💡 **解 答・解 説**

16：イ

a．呼吸商は産生された CO_2 と消費した O_2 の比（CO_2/O_2）をさす．

d．呼吸商は約0.707である．

17：エ

b．この説明は直接法である．

c．間接法→直接法

215

18 基礎代謝量（Basal metabolic rate：BMR）に関する記述で正しいものの組み合わせはどれか．1つ選べ．

a．BMRは安静仰臥位で，筋の緊張を最小限にした状態で測定する．
b．BMRは女性より男性のほうが大きい．
c．筋肉は基礎代謝量測定時に約50％のエネルギーを消費する．
d．BMRは若年者より高齢者のほうが大きい．

ア a・b　　**イ** b・c　　**ウ** c・d　　**エ** a・d

19 身体活動量・身体活動レベルの説明のうち，正しいものの組み合わせはどれか．1つ選べ．

a．身体活動とは骨格筋の収縮を伴い，睡眠時よりも多くのエネルギー消費を伴う状態．
b．身体活動レベルは主として運動を含むすべての身体活動量を反映する．
c．1日の総エネルギー消費量を基礎代謝量で割ったものを身体活動レベルと呼ぶ．
d．身体活動は，「生活活動」と「運動」と「仕事量と強度」の3つに分けられる．

ア a・b　　**イ** b・c　　**ウ** c・d　　**エ** a・d

解 答・解 説

18：ア
　c．約50％→約20％
　d．高齢者より若年者のほうが大きい．

19：イ
　a．睡眠時ではなく安静時．
　d．「生活活動」と「運動」の2つに分けられる．

20 推定エネルギー必要量と身体活動量の評価法に関する説明のうち，正しいものの組み合わせはどれか．1つ選べ．

a．推定エネルギー必要量は，年齢，身長，体重，身体活動レベルの関数となる．

b．被験者が1日あるいはそれ以上のエネルギー消費量を推定するには，呼気ガス分析用のマスクを装着して測定する．

c．二重標識水法は，日常生活におけるエネルギー消費量の測定法のうち，最も正確である．

d．加速度計法は，活動量計の種類によってエネルギー消費量が異なる傾向がある．

ア a・b　　**イ** b・c　　**ウ** c・d　　**エ** a・d

15-5

21 栄養アセスメントに関する説明のうち，正しいものの組み合わせはどれか．1つ選べ．

a．栄養アセスメントは，栄養スクリーニングに続いて行う必須の過程である．

b．栄養アセスメントは，すべての対象者に行うのが一般的である．

c．栄養アセスメントは，食事調査で得られた情報のみを用いて，栄養状態を評価する．

d．栄養アセスメントは，静的栄養アセスメント，動的栄養アセスメント，予後判定栄養アセスメントに分類される．

ア a・b　　**イ** b・c　　**ウ** c・d　　**エ** a・d

解答・解説

20：ウ

a．推定エネルギー必要量は，年齢，身長，体重，身体活動レベル，性の関数となる．

b．マスクの装着は不要．

21：エ

b．簡便な栄養スクリーニングを行って，リスクレベルが高い対象者に行われる．

c．臨床診査，身体計測，生理・生化学検査を加えて，主観的かつ客観的情報から栄養状態を評価する．

217

22 食事アセスメントのうち，精度の高い順で正しいものはどれか．1つ選べ．

a 秤量法＞食物摂取頻度調査法＞24時間思い出し法＞目安量法

b 食物摂取頻度調査法＞秤量法＞24時間思い出し法＞目安量法

c 秤量法＞24時間思い出し法＞目安量法＞食物摂取頻度調査法

d 食物摂取頻度調査法＞目安量法＞24時間思い出し法＞秤量法

23 食事アセスメントの方法に関する説明のうち，正しいものはどれか．1つ選べ．

a 食事記録法には秤量法と目安量法がある．

b 24時間思い出し法は，調査対象者がフードモデルなどを見ながら前日の食事内容を記録する方法である．

c 食物摂取頻度調査法による推定栄養素や摂取量は，絶対値の量である．

d 食物摂取頻度調査法は，食事記録法や24時間思い出し法に比べて調査が煩雑で費用が高い．

第15章　栄養摂取と運動

解 答・解 説

22：c
23：a
　b．調査対象者自身ではなく，調査員（面

接者）が面接法により聞き取る．
　c．絶対値ではなく，相対値である．
　d．簡便で費用が安い．

218

24 低栄養の栄養ケアに関する説明のうち，正しいものの組み合わせはどれか．1つ選べ．

a．血清アルブミン値は中長期間の状態を反映するたんぱく質栄養状態の指標である．

b．低栄養状態のリスクレベルの判断基準は，低・中・高リスクに分類される．

c．BMIが22未満になると体重当たりの最大酸素摂取量が低下するという報告がある．

d．エネルギーと三大栄養素が欠乏した状態を低栄養状態（protein-energy malnutrition：PEM）という．

ア a・b　　**イ** b・c　　**ウ** c・d　　**エ** a・d

25 低栄養の栄養ケアに関する説明のうち，正しいものの組み合わせはどれか．1つ選べ．

a．食事内容の把握には，サプリメント・健康食品の摂取状況の聞き取りが不要である．

b．食事状況のうち，食欲や食事への意欲低下は，低栄養の大きなリスクである．

c．低栄養の高リスク者には低アルブミン血症からくる浮腫が引き起こされる．

d．低栄養の栄養ケアプランには栄養教育が含まれない．

ア a・b　　**イ** b・c　　**ウ** c・d　　**エ** a・d

解答・解説

24：ア
c．BMI 22未満 → BMI 18.5未満
d．三大栄養素 → たんぱく質

25：イ
a．聞き取りは必要である．
d．栄養教育は必要．

219

15-6

26 食生活指針が 2000 年に 3 省合同で発表されている．その 3 省の組み合わせが正しいものはどれか．1 つ選べ．

a 経済産業省，環境省，厚生労働省

b 総務省，経済産業省，文部科学省

c 環境省，厚生労働省，農林水産省

d 文部科学省，厚生労働省，農林水産省

27 日本人の食事バランスガイドの「コマ」に記された食品の順序（上から）が正しいものはどれか．1 つ選べ．

a 主食，副菜，主菜，牛乳・乳製品および果物

b 主食，主菜，副菜，牛乳・乳製品および果物

c 主菜，副菜，主食，牛乳・乳製品および果物

d 主菜，主食，副菜，牛乳・乳製品および果物

28 健康日本 21（第三次）による栄養・食生活に関する目標のうち，「野菜摂取量の増加」に対する目標値で正しいものはどれか．1 つ選べ．

a 200 g

b 250 g

c 300 g

d 350 g

解 答・解 説

26：d

27：a

28：d

29 食品表示，栄養成分表示・栄養強調表示に関する記述で正しいものの組み合わせはどれか．1つ選べ．

a．栄養成分表示のうち，義務表示事項は，エネルギー，三大栄養素，飽和脂肪酸，食物繊維，ナトリウムである．
b．消費期限は期限を過ぎたら食べないほうがよい期限である．
c．賞味期限は期限を過ぎても，すぐに食べられないということではない．
d．アレルギー表示対象品目で義務づけられている特定原材料の名称は，えび，かに，小麦，そば，卵，乳，落花生の7品目である．

ア　a・b　　イ　b・c　　ウ　c・d　　エ　a・d

30 保健機能食品に含まれる食品として正しいものの組み合わせはどれか．1つ選べ．

a．医薬品
b．栄養機能食品
c．特定保健用食品
d．一般食品

ア　a・b　　イ　b・c　　ウ　c・d　　エ　a・d

解答・解説

29：イ
a．飽和脂肪酸と食物繊維は含まない．
d．くるみを加えて8品目である．

30：イ
2つの食品のほかに機能性表示食品も加わる．

模擬問題1

1-1

1 次のうち正しいものの組み合わせはどれか．1つ選べ．

a．インフォームドコンセントは「理解と同意」と訳される．
b．年齢調整死亡率とは一定期間内の死亡者数を母集団人口で除し，単位人口に対する割合で示した指標である．
c．2つの地域の死亡率を比較するとき，粗死亡率が同レベルであっても高齢者層が多い地域と少ない地域とでは健康度は異なる．
d．平均寿命は集団の死亡状況を表す総合的な健康指標である．

ア a・b　　**イ** b・c　　**ウ** c・d　　**エ** a・d

1-2

2 身体活動に関する記述で正しいものの組み合わせはどれか．1つ選べ．

a．生活活動とは，日常生活における家事・労働・通勤・通学などに伴う活動である．
b．運動とは，安静にしている状態よりも多くのエネルギーを消費する，骨格筋の収縮を伴うすべての活動である．
c．身体活動とは，スポーツやフィットネスなどの，健康・体力の維持・増進を目的として，計画的・定期的に実施する活動である．
d．座位行動とは，座ったり寝転んだりすることである．

ア a・b　　**イ** b・c　　**ウ** c・d　　**エ** a・d

1-3

3 栄養改善と口腔機能向上に関する記述で正しいものの組み合わせはどれか．1つ選べ．

a．低栄養状態の高齢者では，死亡や要介護のリスクが増加する．
b．高齢者の摂食・嚥下機能の低下は低栄養の重要な危険因子となる．
c．口腔機能や歯科衛生は ADL や認知機能と関連がない．
d．嚥下機能の低下は，気道感染や肺炎などの感染症発症と関連がない．

ア a・b　　**イ** b・c　　**ウ** c・d　　**エ** a・d

2-1

4 健康づくり対策に関する記述について，正しいものの組み合わせはどれか．1つ選べ．

a．1978年からの第一次国民健康づくり対策では，生涯を通じての健康づくり，健康づくりの基盤づくり（市町村保健センター），栄養所要量の普及，などが柱となった．

b．1988年からの第二次健康づくり対策では，一次予防（健康増進，発症予防）よりも二次予防（早期発見・早期治療）が重視された．

c．2000年からの第三次健康づくり対策（健康日本21）では，健康増進法は法的基盤とはされていなかった．

d．2013年からの第四次健康づくり対策〔健康日本21（第二次）〕では，5領域の目標が設定され，健康寿命の延伸と健康格差の縮小，主要な生活習慣病の発症予防と重症化予防などが含まれた．

ア a・b　**イ** b・c　**ウ** c・d　**エ** a・d

2-2

5 健康づくりのための身体活動・運動ガイド2023に関して，正しいものの組み合わせはどれか．1つ選べ．

a．高齢者では歩行またはそれと同等以上の（3メッツ以上の強度の）身体活動を週15メッツ・時以上行うことが推奨されている．

b．成人では歩行またはそれと同等以上の（3メッツ以上の強度の）身体活動を週23メッツ・時以上行うことが推奨されている．

c．高齢者では筋力トレーニングを週4~5日行うことが推奨されている．

d．成人では筋力トレーニングを週4~5日行うことが推奨されている．

ア a・b　**イ** b・c　**ウ** c・d　**エ** a・d

2-3

6 健康日本 21（第三次）における社会環境の整備に関して，正しいものの組み合わせはどれか．1つ選べ．

a．ソーシャルキャピタルの重要性が指摘されている．

b．社会生態学モデルに基づいた考え方をしている．

c．Walkable（歩きやすい環境）よりも自転車専用道路の設置を推奨している．

d．職場や学校環境を重視している．

ア a・b 　 **イ** b・c 　 **ウ** c・d 　 **エ** a・d

3-1

7 特定保健指導における具体的な階層化における基準値について正しいものの組み合わせはどれか．1つ選べ．

a．空腹時血糖の基準：100 mg/dL 以上

b．空腹時中性脂肪の基準：150 mg/dL 以上

c．収縮時血圧 140 mmHg 以上，拡張期血圧 90 mmHg 以上

d．BMI 28 以上

ア a・b 　 **イ** b・c 　 **ウ** c・d 　 **エ** a・d

3-2

8 肥満の治療法について正しいものの組み合わせはどれか．１つ選べ．

a．国内で承認された薬物にはリパーゼ阻害薬と食欲抑制薬がある．

b．国内の外科療法の適応は BMI 40 以上か，35 以上で合併症を有する人である．

c．低エネルギー食とは男性 1,900～2,000 kcal/ 日，女性 1,500～1,800kcal/日の摂取をする方法のことである．

d．GLP1 受容体作動薬は糖尿病治療薬であるが，体重減少効果があり諸外国で肥満者に用いられている．

ア a・b　**イ** b・c　**ウ** c・d　**エ** a・d

3-3

9 高血圧の治療について正しいものの組み合わせはどれか．１つ選べ．

a．減量では体重 1 kg 当たり 1～2 mmHg の血圧低下が期待できる．

b．減塩では 1 g の減塩で 5 mmHg の降圧が期待できる．

c．生活習慣の修正のうち最も収縮期血圧低下が見込まれるのは減塩である．

d．高血圧治療ガイドラインにはエタノール摂取量を男性 20～30 mL/日，女性 10～20 mL/日以下に制限することを推奨している．

ア a・b　**イ** b・c　**ウ** c・d　**エ** a・d

3-4

10 脂質異常症の予防・治療における食習慣について正しいものの組み合わせはどれか．1つ選べ．

a．トランス脂肪酸を積極的に摂取する．
b．脂質エネルギー比を30〜35%とする．
c．炭水化物エネルギー比を50〜60%とする．
d．食物繊維は25g/日以上の摂取を目標とする．

ア a・b　**イ** b・c　**ウ** c・d　**エ** a・d

3-5

11 耐糖能異常症・糖尿病について正しいものの組み合わせはどれか．1つ選べ．

a．糖尿病がある人は脳血管障害や虚血性心疾患のリスクが約3倍になる．
b．特定健康診査の保健指導レベル判定値の正常高値下限は空腹時血糖 100mg/dL，HbA1c 5.6%である．
c．末期腎不全への進展リスクが高い症例では高たんぱく食が推奨される．
d．空腹時血糖115mg/dL で，75gOGTTの負荷2時間値が160mg/dL であれば判定区分は糖尿病型となる．

ア a・b　**イ** b・c　**ウ** c・d　**エ** a・d

3-6

12 急性心筋梗塞患者に対する回復期以降の運動強度決定方法について正しいものの組み合わせはどれか．1つ選べ．

a．70歳以上では低強度とする．
b．カルボーネンの式：（最高HR−安静時HR）×運動強度で求める．
c．自覚的運動強度「楽である」，ボルグ指数11レベルとする．
d．嫌気性代謝閾値（AT）レベルまたは peak$\dot{V}O_2$ の40〜60%の心拍数とする．

ア a・b　**イ** b・c　**ウ** c・d　**エ** a・d

3-7

13 フレイルの評価基準（Fried ら）の項目について正しいものの組み合わせはどれか．1つ選べ．

a．意図しない年間 3 kg または 4% の体重減少

b．疲れやすい：何をするのも面倒だと週 5 日以上感じる．

c．歩行の 1 m/秒以下の低下

d．握力低下：男性 26 kg 未満，女性 18 kg 未満

ア a・b　　**イ** b・c　　**ウ** c・d　　**エ** a・d

3-8

14 運動器退行変性について正しいものの組み合わせはどれか．1つ選べ．

a．膝 OA は男性のほうが有病率が高く，脊椎 OA は女性のほうが有病率が高い．

b．骨粗鬆症の危険因子には親の大腿骨頚部骨折の既往が含まれる．

c．椎体骨折が骨粗鬆症に関連する骨折のなかで最も頻度が高い．

d．OARSI 治療ガイドラインにおいてコンドロイチン硫酸はエビデンスレベルがⅣで 9 論文中有効性が示された論文は 25% 未満であった．

ア a・b　　**イ** b・c　　**ウ** c・d　　**エ** a・d

3-10

15 WHO が提唱する運動・食事と発がんリスクについて正しいものの組み合わせはどれか．1つ選べ．

a．アフラトキシンは肝臓がんの発がんリスクを低下させる．

b．加工肉は口腔がんの発がんリスクを上昇させる．

c．中国式塩蔵魚は鼻咽頭がんの発がんリスクを上昇させる．

d．運動は結腸がんの発がんリスクを低下させる．

ア a・b　　**イ** b・c　　**ウ** c・d　　**エ** a・d

3-11

16 軽度認知障害・認知症について正しいものの組み合わせはどれか．
1つ選べ．

a．身体活動は神経炎症の減少，血管新生，アミロイドβ蓄積減少などのリスクを減少させる．

b．軽度認知障害（MCI）とは正常の認知機能をもっている状態のことをいう．

c．ダンスをよくする人とほとんどしない人ではアルツハイマー型認知症の発症リスクには差がない．

d．仕事に関連する身体活動はアルツハイマー型認知症のリスクを減少させない可能性がある．

ア a・b　**イ** b・c　**ウ** c・d　**エ** a・d

4-1

17 運動時の呼吸に関する記述で正しいものの組み合わせはどれか．
1つ選べ．

a．呼気時には胸郭が拡張する．

b．吸気時には横隔膜が収縮する．

c．呼吸筋は酸素供給を調節する．

d．吸気時には内肋間筋が収縮する．

ア a・b　**イ** b・c　**ウ** c・d　**エ** a・d

4-2

18 運動時の酸素運搬に関する記述で正しいものの組み合わせはどれか．1つ選べ．

a．酸素運搬はおもにヘモグロビンによって行われる．

b．酸素運搬は動脈血の酸素飽和度に依存する．

c．酸素運搬は酸素分圧が高いほど低下する．

d．酸素運搬は静脈血の酸素飽和度に依存しない．

ア a・b　**イ** b・c　**ウ** c・d　**エ** a・d

4-2

19 運動時の心拍出量に関する記述で正しいものの組み合わせはどれか．1つ選べ．

a．心拍出量は心拍数と1回拍出量の積で決まる．
b．運動時には1回拍出量が減少する．
c．心拍出量は静脈還流量の増減には依存しない．
d．心拍出量は運動強度に比例して増加する．

ア a・b **イ** b・c **ウ** c・d **エ** a・d

4-3

20 運動時の中枢神経系に関する記述で正しいものの組み合わせはどれか．1つ選べ．

a．運動時には脳血流量が増加する．
b．運動時には中枢神経系の活動が低下する．
c．運動時には脳の神経伝達物質の分泌が減少する．
d．運動時には脳内の酸素消費量が増加する．

ア a・b **イ** b・c **ウ** c・d **エ** a・d

4-4

21 筋収縮のメカニズムに関する記述で正しいものの組み合わせはどれか．1つ選べ．

a．筋収縮にはカルシウムイオンが関与しない．
b．筋収縮はアクチンとミオシンの相互作用によって行われる．
c．ATPは筋収縮に必要なエネルギー源である．
d．筋収縮には筋小胞体は関与しない．

ア a・b **イ** b・c **ウ** c・d **エ** a・d

模擬問題1

231

4-5

22 運動時のホルモン反応に関する記述で正しいものの組み合わせはどれか．１つ選べ．

a．運動時にはコルチゾールの分泌が減少する．
b．運動時には成長ホルモン（GH）の分泌が増加する．
c．運動時にはエピネフリンの分泌が増加する．
d．運動時にはインスリンの分泌が増加する．

ア a・b **イ** b・c **ウ** c・d **エ** a・d

4-6

23 適度な運動と免疫機能に関する記述で正しいものの組み合わせはどれか．１つ選べ．

a．適度な運動は免疫機能を強化する．
b．適度な運動は免疫抑制を引き起こす．
c．適度な運動は炎症性サイトカインの分泌を促進する．
d．適度な運動は感染リスクを低下させる．

ア a・b **イ** b・c **ウ** c・d **エ** a・d

4-7

24 高温環境下での運動に関する記述で正しいものの組み合わせはどれか．１つ選べ．

a．高温環境下では体温が上昇しやすい．
b．高温環境下では汗の蒸発が体温調節に重要である．
c．高温環境下では運動中に心拍数が低下する．
d．高温環境下では運動中に血圧が低下する．

ア a・b **イ** b・c **ウ** c・d **エ** a・d

模擬問題1

232

5-1

25 力学の基礎に関する記述で正しいものはどれか．1つ選べ．

a 月面上の重力加速度は地球上の 1/2 である．

b 加速させやすさや加速させにくさの尺度を慣性という．

c 力の作用する時間を長くすれば，作用するピークの力は大きくなる．

d 人間が静止立位を維持するには身体全体の重心線が支持平面外にある必要がある．

5-2

26 エネルギー論に関する記述で正しいものの組み合わせはどれか．1つ選べ．

a．力学的仕事をするには力の作用点が移動していることが重要である．

b．力学的エネルギーに変換されなかった化学的エネルギーは熱エネルギーに変わる．

c．位置エネルギーと弾性エネルギーを合わせたものを力学的エネルギーと呼ぶ．

d．筋には力学的エネルギーを体外に逃がすような機能が備わっていない．

ア a・b **イ** b・c **ウ** c・d **エ** a・d

5-3

27 機能解剖学概論に関する記述で正しいものの組み合わせはどれか．1つ選べ．

a．O脚は主として下肢が膝関節の矢状面上で外方に彎曲しているものをいう．

b．ストレッチ運動による ROM の増加には第一要因が関係してくる．

c．男性の Q-angle の平均は 10°前後である．

d．姿勢の違いにより，同じ回転力を必要とする動作であっても筋にかかる負担は変化する．

ア a・b **イ** b・c **ウ** c・d **エ** a・d

5-4

28 機能的解剖学概論に関する記述で正しいものはどれか．1つ選べ．

a 筋は収縮と弛緩によって発生するポンプ作用により血液循環にも貢献する．

b 単関節筋はおもに動きのコントロールに貢献することが知られている．

c 通常は最大筋力発揮時でも5～6割の力が抑制されているといえる．

d 関節内には多くの協働筋があるが，すべて同じ力–長さ関係をもつ．

5-5

29 陸上での運動・動作に関する記述で正しいものはどれか．1つ選べ．

a 歩行運動には立脚相の始めと終わりに両足とも着いている両脚支持相が5％ずつある．

b 歩行中の鉛直方向への地面反力では体重の2～3倍のピークが4つみられる．

c 中年者に比べて高齢者の走行運動では体幹の前傾が大きく，股関節の伸展が小さい．

d 垂直とびにおいては多関節筋の活動が各関節でのエネルギー発揮のおもな原動力である．

5-6

30 水泳・水中運動に関する記述で正しいものの組み合わせはどれか．1つ選べ．

a．水は同じ体積の空気と比べ同じ熱量を受け取っても温度の上昇が少ない．

b．水中で静止している身体に働く力は重力と揚力である．

c．静脈からの還流が多くなると心臓の1回当たりの拍出量は低下する．

d．ヒトの身体を構成する組織のなかで脂肪は比重が1よりわずかに小さい．

ア a・b　　**イ** b・c　　**ウ** c・d　　**エ** a・d

6-1

31 トレーニングの原理の説明として正しいものの組み合わせはどれか．1つ選べ．

a．過負荷の原理とは，身体活動・運動を行い，機能が向上したら，さらに高い強度，長い時間，高い頻度で行い，さらなる機能の向上を目指すことである．

b．特異性の原理のエネルギー特異性とは，機能を高めなければならない筋に対し，運動による効果を求める場合，その筋や組織が活動するような運動・身体トレーニングを行わなければならないということである．

c．特異性の原理の速度特異性とは，有酸素性トレーニングを行うと有酸素性エネルギー供給系が向上することである．

d．可逆性の原理とは，身体活動や運動で獲得された体力や効果は，身体活動や運動をやめてしまえば，徐々に失われていくことである．

ア a・b **イ** b・c **ウ** c・d **エ** a・d

6-2

32 等速性トレーニングとして正しいものはどれか．1つ選べ．

a アイソキネティックトレーニング（isokinetic training）

b アイソトニックトレーニング（isotonic training）

c アイソメトリックトレーニング（isometric training）

d プライオメトリックトレーニング（plyometric training）

6-2

33 等張性トレーニングの説明として正しいものの組み合わせはどれか．1つ選べ．

a．90％1RM を超える強度では，神経系の改善（運動単位の動員能力）よりも筋肥大に及ぼす効果のほうが大きい．

b．筋を効果的に肥大させるためには，やや負荷強度を下げ（70〜85％1RM），同時にトレーニングの量を減らす必要がある．

c．標準的な方法では，負荷強度が65％1RM 以下になると，筋肥大や筋力の増強はあまり起こらない．

d．トレーニング頻度は，週2回が最適であり，週3回にしても効果は変わらない．

ア a・b　　**イ** b・c　　**ウ** c・d　　**エ** a・d

6-3

34 筋パワーについて正しいものの組み合わせはどれか．1つ選べ．

a．筋パワーの測定方法の1つとして，ある特定の抵抗を動かしたときの速度を求める．

b．筋パワーの測定方法の1つとして，動作速度が一定という条件下で発揮される速度を測定する．

c．パワーは，力と速度の商で表される．

d．最大筋力の1/3に相当する力発揮においてピーク値（最大パワー）を示す．

ア a・b　　**イ** b・c　　**ウ** c・d　　**エ** a・d

6-4

35 エネルギー供給機構の説明として正しいものの組み合わせはどれか．1つ選べ．

a．ATP がなくなっても，筋活動は可能である．

b．ATP は再合成されない．

c．筋収縮のエネルギーは，ATP が ADP と無機リン酸に分解する化学反応である．

d．ATP は筋 1 kg 中に 4 mmol しかない．

ア a・b　　**イ** b・c　　**ウ** c・d　　**エ** a・d

6-5

36 知的障害の判断基準として正しいものはどれか．1つ選べ．

a 知能指数が 100 までの者

b 知能指数が 90 までの者

c 知能指数が 80 までの者

d 知能指数が 70 までの者

6-6

37 身長の発育について正しいものの組み合わせはどれか．1つ選べ．

a．思春期における身長の発育が最も盛んになる時期の年間発育量は，平均で男女とも 12 cm である．

b．身長発育が最も盛んとなる年齢は，成長期年齢と呼ばれる．

c．PHV 年齢は，平均的には男子は 12 歳，女子は 10 歳近辺である．

d．身長は遺伝的な要因に強く影響される．

ア a・b　　**イ** b・c　　**ウ** c・d　　**エ** a・d

6-7

38 女性の体力の特徴について正しいものの組み合わせはどれか. 1つ選べ.

a. 握力は, 12歳頃から19歳にかけて急激に性差が広がり, その後女性は男性の約60%でほぼ一定となる.

b. 除脂肪体重当たりで示された脚筋力をみると, 男性のほうが高いレベルにある.

c. 除脂肪体重当たりの最大無酸素性パワーは, 男性のほうが大きい.

d. 絶対値でみると, 無酸素性パワーも有酸素性パワーも, 女性は男性の約2/3の値となっている.

ア a・b **イ** b・c **ウ** c・d **エ** a・d

6-8

39 体力・運動能力のピークと加齢変化について正しいものの組み合わせはどれか. 1つ選べ.

a. 握力は, 男女とも3歳から発達するが, 男性が30〜34歳, 女性が35〜44歳頃でピークに達し, 以後, 漸減する.

b. 上体起こしは, 男女とも6歳から発達し, 14歳頃をピークに低下し, 75〜79歳では若年期のピークのおよそ3割程度になっている.

c. 20mシャトルランは男女とも14歳頃まで著しい向上を示し, その後数年間で緩やかな低下傾向が示される.

d. 長座体前屈, 反復横とび, 立ち幅とびなどの指標では, 男女とも3歳から発達し, 男性が17歳頃, 女性が19歳頃にピークを示し, その後緩やかに低下している.

ア a・b **イ** b・c **ウ** c・d **エ** a・d

模擬問題1

7-1

40 以下の記述で正しいものの組み合わせはどれか．1つ選べ．

a．WBGT25°であった場合，トレーニング不足者は中止とする．

b．一般男性のヘモグロビン値の正常範囲は14～18 g/dL である．

c．急性腎不全では血清クレアチンキナーゼ（CK）は低下する．

d．side stitch（運動時側腹部痛）は左右の下腹部に起こることが多い．

ア a・b **イ** b・c **ウ** c・d **エ** a・d

7-1

41 熱中症で最も重症なものとして正しいものはどれか．1つ選べ．

a 熱疲労

b 熱射病

c 熱けいれん

d 熱失神

7-2

42 頭部・顔面外傷の記載で正しいものはどれか．1つ選べ．

a 脳振盪と判断した後，問題なければ当日プレー復帰をさせる．

b 脳振盪を繰り返すと慢性外傷性脳症という進行性の脳変性による脳症を発症するリスクがある．

c 急性硬膜外血腫は回転加速度により発生する．

d 顔面頭蓋骨折は緊急性があることが多い．

模擬問題1

239

7-3

43 以下の記述で正しいものの組み合わせはどれか．1つ選べ．

a．大腿四頭筋の腱性部分のうちの，膝蓋骨遠位端と脛骨粗面との間を膝蓋腱と呼ぶ．

b．変形性膝関節症の疼痛コントロールには膝周囲筋の筋力訓練が不可欠である．

c．内側縦アーチがハイアーチだと足底筋膜炎を起こしやすい．

d．坐骨神経痛は大腿前面に疼痛を生じる．

ア a・b 　**イ** b・c 　**ウ** c・d 　**エ** a・d

8-1

44 適正な体力測定の条件に関する記述で正しいものの組み合わせはどれか．1つ選べ．

a．練習による測定動作の慣れや，疲労，心理状態などさまざまな要因による測定値変動は少ないほうが望ましく，信頼性に優れている．

b．一定時間内に多くの参加者の測定が必要な場合は，特別な測定機器を導入する．

c．経済性よりも信頼性，妥当性に優れた測定を実施することが重要である．

d．測定が運動のきっかけとなる場合もあるので，参加者が興味，関心をもち，積極的に取り組むことのできる測定項目であるか考慮する．

ア a・b 　**イ** b・c 　**ウ** c・d 　**エ** a・d

模擬問題1

240

8-2

45 体力測定の方法に関する記述で正しいものの組み合わせはどれか．1つ選べ．

a．握力は連続して右2回，左2回測定し，それぞれの平均をさらに平均する．

b．上体起こしは30秒間に，両大腿部と両肘がついた回数を記録し，2回実施して記録の良いほうとする．

c．長座体前屈は2回実施して良いほうの記録をとる．

d．反復横とびは中央ラインから左右に100 cmのところにラインを引き，ラインを通過するごとに1点を与え，20秒間繰り返し，2回実施して良いほうの記録をとる．

ア a・b　**イ** b・c　**ウ** c・d　**エ** a・d

8-3

46 高齢者の持久力の測定および評価法に関する記述で正しいものはどれか．1つ選べ．

a 直接法は，専門スタッフに加え，運動負荷装置，呼気ガス分析装置を完備している必要がある．

b 直接法は，専門スタッフに加え，運動負荷装置，呼気ガス分析装置，心電図モニター（心拍計）を完備している必要がある．

c 間接法は，呼気ガス分析装置はないが，心拍計を完備している場合に用いられる．

d 間接法は，呼気ガス分析装置はないが，運動負荷装置を完備している場合に用いられる．

8-4

47 介護予防事業とその対象者に関する記述で正しいものの組み合わせはどれか．1つ選べ．

a．一般高齢者とは，日常生活を自立して営むことが可能な高齢者である．

b．要支援者とは，なんらかの軽度の機能低下が生じて日常生活の自立が困難となる危険性が高いと思われる高齢者である．

c．介護予防事業対象者とは，具体的な機能低下や能力障害が生じたことにより日常生活になんらかの軽度の支障をきたして介護認定を受けた高齢者である．

d．現行の介護予防事業はおもに市町村が取り組む地域支援事業として実施されている．

ア a・b　　**イ** b・c　　**ウ** c・d　　**エ** a・d

8-5

48 体脂肪測定法に関する記述で正しいものの組み合わせはどれか．1つ選べ．

a．水中体重秤量法は水中と陸上で測定した体重から求めた体密度を用いて体脂肪率を算出する．国際的にも最も信頼性の高い標準法とされている．

b．空気置換法はボイルの法則を適用して体積を求めて体密度を算出する．水中体重秤量法より対象者の負担は軽減される．

c．BI法は高低2種類の異なるエネルギーのX線が各組織を透過したときの減衰率から身体組成を算出する．

d．DEXA法は人体に無痛の微弱な電流を流したときの生体電気抵抗値などから，体脂肪率を算出する．

ア a・b　　**イ** b・c　　**ウ** c・d　　**エ** a・d

9-1

49 ウォームアップの目的に関する記述で正しいものの組み合わせは
どれか．1つ選べ．

a．十分に計画されたウォームアップは，運動による傷害や循環器発作などの
発生や発症を予防する効果がある．

b．さまざまな運動種目のパフォーマンスや持久力，筋力，柔軟性といった体
力を一過性に向上させる効果がある．

c．ウォームアップは運動前なので軽い運動にとどめて，心身をリラックスさ
せることに重点をおく．

d．ウォームアップでは，他覚的症状がみられても本人が自覚症状を訴えてこ
なければ運動を継続してもよい．

ア a・b **イ** b・c **ウ** c・d **エ** a・d

9-2

50 ストレッチングの生理学的効果に関する記述で正しいものの組み
合わせはどれか．1つ選べ．

a．筋肥大の効果がある．

b．リラクセーションの効果はない．

c．筋の伸張効果はあるが関節の可動域は広がらない．

d．痛いと感じるほどストレッチングすると伸張反射が起こる．

ア a・b **イ** b・c **ウ** c・d **エ** a・d

243

9-3

51 ジョギングの特性，走法の種類に関する記述で正しいものの組み合わせはどれか．1つ選べ．

a．ウォーキングは，体重の約1.5倍の負担が膝や足首にかかる．
b．ストライド走法は，歩幅が小さく足の運びが速い走り方である．
c．ピッチ走法は，歩幅が大きく足の運びも大きい走り方で，足への衝撃も大きく膝や足首などの傷害につながる可能性がある．
d．ジョギングは，体重の約3倍の負担が膝や足首にかかる．

ア a・b　　**イ** b・c　　**ウ** c・d　　**エ** a・d

9-4

52 エアロビックダンスの指導理論に関する記述で正しいものはどれか．1つ選べ．

a 動作のパターンが組み立てられていて繰り返すコンビネーション形式の場合，完成版の見本を示すだけで習得させる．
b 疲れたらただちに中止または休憩をとるようにする．
c 指導者の動きが見本となるので，必ず対面指導でなければならない．
d 言葉，身振り，手振りを使って，適切なタイミングで動きの指示を行う．

9-5

53 水泳・水中運動の特徴に関する記述で正しいものの組み合わせはどれか．1つ選べ．

a．人が水に入ることにより，水の物理特性である浮力，抵抗，圧力，気温の影響を受ける．
b．水中では，物体（身体）が押し退けた水の重さに相当する力が上向きに作用する．この力を圧力という．
c．水中では，陸上での運動と比較して大きな抵抗が身体に作用する．
d．水の抵抗は，水中での動作速度の約2~3乗に比例して大きくなる．

ア a・b　　**イ** b・c　　**ウ** c・d　　**エ** a・d

9-6

54 アイソメトリックトレーニングに関する記述で正しいものの組み合わせはどれか．1つ選べ．

a．設備，場所を選ばず，手軽にトレーニングを行える．
b．さまざまな関節角度でのトレーニングの実施が望ましい．
c．運動中の血圧の変化が少ない．
d．筋力増強効果に，速度特異性がある．

ア a・b　**イ** b・c　**ウ** c・d　**エ** a・d

9-7

55 高齢者の体格の加齢変化の特徴に関する記述で正しいものの組み合わせはどれか．1つ選べ．

a．高齢者の体格の加齢変化の特徴は，体格が小さくなっていくことである．
b．高齢者の体格の加齢変化の特徴は，体重と身長が低下していくことである．
c．高齢期になると体重が減少する主因は，脂肪の減少である．
d．高齢期になると身長が減少する主因は，大腿骨の退行変性である．

ア a・b　**イ** b・c　**ウ** c・d　**エ** a・d

56 心肺蘇生に関する記述で正しいものの組み合わせはどれか．1つ選べ．

10-1

a．力強い胸骨圧迫を繰り返すには体力を要するため，疲労が起こる前に長くても1〜2分を目安に胸骨圧迫を交代することがよい．
b．わが国の蘇生統計をみると，突然生じる心停止（心臓突然死）の約20%近くは心臓が原因とされる．
c．心室細動から除細動開始までの時間が1分遅れるごとに，救命できる可能性が1%低下するとされる．
d．AEDは心臓突然死の救命率向上のため誰でも簡単に操作でき，早期除細動の実施を可能にした装置である．

ア　a・b　　イ　b・c　　ウ　c・d　　エ　a・d

57 外科的応急処置の基本要素に関する記述で正しいものの組み合わせはどれか．1つ選べ．

10-2

a．局所の障害処置としては，RICEの処置を行うことが勧められる．
b．氷でのicingは長時間行うと凍傷を起こすこともあるので，1回40分を限度として24〜48時間，間欠的に行うのがよい．
c．icingは，受傷部位の腫脹を最小限に防ぐことができ早期の回復が図れる．
d．RICEの処置に対しやってはならない受傷時の三禁則とは，酒，温浴，温湿布である．

ア　a・b　　イ　b・c　　ウ　c・d　　エ　a・d

11-1

58 有酸素性運動のプログラムに関する記述で正しいものの組み合わせはどれか. 1つ選べ.

a. 運動で動員される骨格筋へ酸素を供給する能力を有酸素性作業能力と呼び, 最大心拍数で評価される.

b. 有酸素性作業能力を向上させるには, 大筋群を長時間動かすトレーニングをすることが望ましい.

c. 低体力者や運動習慣がない人は, 週2回のトレーニングでも効果はみられるが, 一般的には週3~5回のトレーニングが望ましい.

d. トレーニング持続時間は運動強度に依存しているため, 高強度の運動を, 短時間実施するのがよい.

ア a・b　**イ** b・c　**ウ** c・d　**エ** a・d

11-2

59 臨床判断値に関する記述で正しいものの組み合わせはどれか. 1つ選べ.

a. 特定健康診査などにおける検査に対して設定される健診基準値は, 予防医学的閾値であり, 臨床検査側で設定する基準範囲と同じ概念である.

b. 予防医学的閾値は, 特定の疾患や病態があると判定する検査の限界値で, その疾患に特異性が高い検査によって設定される.

c. 予防医学的閾値の代表は, 血圧, 血糖, LDLコレステロール, ALT, γ-GT（γ-GTP）などの判定値, などである.

d. 治療閾値は臨床医学の経験則や症例の集積によって定まる.

ア a・b　**イ** b・c　**ウ** c・d　**エ** a・d

247

11-3

60 メディカルチェックの基本的事項に関する記述で正しいものの組み合わせはどれか．1つ選べ．

a. 運動のためのメディカルチェックとは，運動によって重大な事故が発生しないように事前に身体を調べることを目的として行われる医学的検査のことである．

b. 臨床検査はメディカルチェックの基本であり慎重に行う必要がある．

c. 医療従事者には守秘義務があり業務上知り得た情報をチームで共有する必要がある．

d. 相手に信頼されなくては問診により正確な情報を得ることは困難となる．

ア a・b　　**イ** b・c　　**ウ** c・d　　**エ** a・d

11-4

61 高血圧に関する記述で正しいものの組み合わせはどれか．1つ選べ．

a. 高血圧治療の目的は，高血圧の持続による心血管病の発症・進展・再発による死亡や QOL の低下を抑制し長期予後を改善することである．

b. β遮断薬は運動時の心拍数が上昇するため，心拍数を基準とした運動強度設定では過負荷になる危険がある．

c. Ca拮抗薬は運動終了後に運動誘発性高血圧を起こすことがある．

d. 運動前には必ず血圧測定を行うが，日常の家庭血圧を把握しておくことも重要で，運動中の過昇圧，過降圧を防止するうえで重要である．

ア a・b　　**イ** b・c　　**ウ** c・d　　**エ** a・d

11-5

62 生活習慣病に対する運動療法プログラム作成に関する記述で正しいものの組み合わせはどれか．1つ選べ．

a．PDCA サイクルの P は plan（計画），D は do（実践），C は check（評価），A は act（改善）をさす．

b．運動様式は運動療法の目的によって決まるものであるが，基本的には，有酸素性運動，レジスタンス運動，レクリエーション運動，ストレッチなどから構成される．

c．レジスタンス運動やレクリエーションが禁忌となる生活習慣病に注意する必要がある．

d．ウォーキングは一般に足裏全体で着地する．

ア a・b　　**イ** b・c　　**ウ** c・d　　**エ** a・d

11-7

63 高血圧，脂質異常症の目標設定と期間の設定に関する記述で正しいものはどれか．1つ選べ．

a 高血圧の場合の目標設定は 10% 程度の血圧下降である．

b 脂質異常症の場合の目標設定は血清脂質値の 10% 程度の改善である．

c 高血圧，脂質異常症の目標期間設定は，いずれも 6〜12ヵ月である．

d 運動トレーニングの場合は，LDL コレステロールと中性脂肪値の減少が見込める．

模擬問題 1

249

12-1

64 運動負荷試験の目的に関する記述で正しいものの組み合わせはどれか. 1つ選べ.

a. 運動誘発性不整脈は運動負荷試験によって, 症状が不整脈によるものなのかどうかは確認できない.

b. 潜在性心疾患（特に冠動脈疾患）の診断, 重症度の判定などを, 目的として行われる.

c. 治療効果の評価などを目的として行われる.

d. 狭心症の多くは運動を負荷しても心筋虚血の徴候・症状は出現しない.

ア a・b　**イ** b・c　**ウ** c・d　**エ** a・d

12-2

65 トレッドミル運動負荷試験に関する記述で正しいものはどれか. 1つ選べ.

a 運動負荷試験実施中は, 自覚症状（息切れ, 下肢疲労感, 胸痛など）が出現しても試験が終了するまで待ってもらうように指示する.

b 血圧測定は運動負荷試験開始直前と, 終了直後に測定をする.

c 自動血圧計のマンシェットは, 肘関節屈曲側で動脈拍動をよく触知できる部位に血圧計のマイクロフォンが位置するように, 上腕に巻きつけテープで固定する.

d トレッドミル運動負荷プロトコールのなかで臨床的に最も一般的に使用されているプロトコールは Balke 法である.

模擬問題 1

250

13-1

66 次の選択肢で正しいものはどれか．1つ選べ．

a トランスセオレティカルモデルの変容ステージの前期には，行動プロセスの方略で介入することが有効である．

b ソーシャルマーケティングで用いる「4つのP」は，product と price と place と performance である．

c レスポンデント条件づけの例には，中学校の保健体育科の授業で嫌な指導を受けたために，大人になってからも運動が嫌いという話が挙げられる．

d オペラント条件づけではほうびのみを与え，罰は与えない．

13-2

67 次の選択肢で正しいものはどれか．1つ選べ．

a アドヒアランスとは，指導者の指示に絶対に従う気持ちである．

b フォーマティブ・リサーチとは，運動プログラムを実施した後に，対象者のニーズに合っていたかを調査することである．

c 社会的認知理論では，社会すなわち環境の問題だけを取り扱い，本人の自信などは考慮しない．

d 運動を開始させるには，見えるところに運動器具を置いたり，一緒に運動をする約束をほかの人としたりするなど，外からの刺激が有効である．

251

68 次の選択肢で正しいものはどれか. 1つ選べ.

14-1

a うつ病患者は,国の対策の効果で 2010 年度以降年々減少している.

b ストレッサーはすべて心理的要因である.

c 良い友人がいるとストレスが減少する可能性が高まる.

d ストレスはメンタルヘルス上の問題は起こすが,身体の病気には関係しない.

69 次の選択肢で正しいものはどれか. 1つ選べ.

14-2

a PDCA サイクルの A は,advice のことである.

b 運動の継続は,生きがいづくりや自尊心の向上につながる.

c ウォーキングはすべての人に有効な身体活動である.

d 問題から逃げることは,ストレスコーピングにはならない.

70 次の選択肢で正しいものはどれか. 1つ選べ.

14-3

a Breslow の 7 つの健康習慣の 1 つに,禁酒が挙げられている.

b 運動プログラムの始動時には,決められた 1 つのメニューだけを用意し,一定期間ひたすらに実施させると効果的である.

c 運動にはある程度の苦しさも必要なので,運動指導はできるだけ厳しく行うようにする.

d 運動指導には,有酸素運動とともにリラクセーション法を指導することが有効な場合がある.

15-1

71 主要食品の栄養学的特徴に関する記述で正しいものの組み合わせはどれか. 1つ選べ.

a. 穀類は糖質に富み, 動物性たんぱく質よりも質の高いたんぱく質を25%含む.

b. いも類は水分が多く, たんぱく質は少ないが, 糖質含量は多い.

c. 豆類で消費量が最も多いのは大豆で, 約34%のたんぱく質を含み, その質も米や小麦などより優れている.

d. 大豆に含まれる飽和脂肪酸には脂質代謝を改善する効果がある.

ア a・b **イ** b・c **ウ** c・d **エ** a・d

15-2

72 胃の構造に関する説明のうち, 正しいものはどれか. 1つ選べ.

a 胃の入り口を幽門といい, 十二指腸との境界は噴門という.

b 胃の分泌腺には, 噴門腺, 酸分泌腺, 幽門腺がある.

c 酸分泌腺は, 腺壁に存在し, ペプシノーゲンを分泌する.

d 主細胞は, 酸分泌腺の底の部分に存在し, 胃酸を分泌する.

15-3

73 糖質代謝の説明のうち, 正しいものの組み合わせはどれか. 1つ選べ.

a. 通常, 血糖値の上昇によって, 膵臓のα細胞からインスリンが分泌される.

b. インスリンの作用により, 余剰になったエネルギーが肝臓, 筋肉, 脂肪組織でグリコーゲンや脂肪として蓄積される.

c. 血糖値は70〜110 mg/dL の範囲に保たれている.

d. 骨格筋はインスリンの濃度に依存してグリコーゲンを取り込み, グルコースを蓄積する.

ア a・b **イ** b・c **ウ** c・d **エ** a・d

15-4

74 エネルギー消費量の説明のうち，正しいものの組み合わせはどれか．1つ選べ．

a．基礎代謝量は一般に男性より女性，高齢者より若年者のほうが大きい．

b．基礎代謝量はヒトが生きていくうえで必要なエネルギー量と日常の生活動作に必要なエネルギー消費量によるものである．

c．食事誘発性体熱産生とは，食後に食物を消化・吸収・運搬するために必要な熱産生である．

d．食事誘発性体熱産生は，三大栄養素のうちたんぱく質が最も高い．

ア a・b **イ** b・c **ウ** c・d **エ** a・d

15-6

75 アレルギー表示対象品目のうち，表示が義務づけられている食品の組み合わせで正しいものはどれか．1つ選べ．

a えび，かに，小麦，そば，卵，乳，落花生，アーモンド

b えび，かに，小麦，そば，卵，乳，落花生，カシューナッツ

c えび，かに，小麦，そば，卵，乳，落花生，くるみ

d えび，かに，小麦，そば，卵，乳，落花生，ごま

解答・解説

1：ウ
 a．理解と同意→説明と同意
 b．年齢調整死亡率→粗死亡率

2：エ
 b．運動→身体活動
 c．身体活動→運動

3：ア
 c．関連がない→関連が深い．
 d．関連がない→関連があり危険因子である．

4：エ
 b．一次予防を重視
 c．健康増進法は法的基盤となった．

5：ア
 c．週2～3日
 d．週2～3日

6：ア
 c．Walkable（歩きやすい環境）が重視されている．
 d．職場や学校環境よりもまず地域（住環境）が強調されている．

7：ア
 c．収縮時血圧130 mmHg以上，拡張期血圧85 mmHg以上
 d．BMI 25以上

8：エ
 b．欧米の外科療法の適応はBMI 40以上か，35以上で合併症を有する人だが，日本肥満治療学会ガイドラインではBMI 35以上か，32以上で合併症を有する人を適応としている．
 c．低エネルギー食とは男性1,500～1,800 kcal，女性1,200～1,500 kcal/日の摂取をする方法のことである．

9：エ
 b．減塩では1 gの減塩で1 mmHgの降圧が期待できる．
 c．生活習慣の修正のうち最も収縮期血圧低下が見込まれるのは減量である．

10：ウ
 a．トランス脂肪酸の摂取を抑える．
 b．脂質エネルギー比を20～25％とする．

11：ア
 c．末期腎不全への進展リスクが高い症例ではたんぱく制限食を考慮することもある．
 d．空腹時血糖115 mg/dLで，75 gOGTTの負荷2時間値が160 mg/dLであれば判定区分は境界型となる．

12：エ
 b．カルボーネンの式：（最高HR－安静時HR）×運動強度＋安静時HRで求める．
 c．自覚的運動強度「ややつらい」かその手前，ボルグ指数12～13レベルとする．

13：ウ
 a．意図しない年間4.5 kgまたは5％の体重減少
 b．疲れやすい：何をするのも面倒だと週3～4日以上感じる．

14：イ
 a．膝OAは女性のほうが有病率が高く，脊椎OAは男性のほうが有病率が高い．

d．OARSI 治療ガイドラインにおいてコンドロイチン硫酸はエビデンスレベルが Ia で 9 論
　　文中有効性が示された論文は 25％以上であった．

15：ウ
a．アフラトキシンは肝臓がんの発がんリスクを上昇させる．
b．加工肉は大腸がんの発がんリスクを上昇させる．

16：エ
b．軽度認知障害（MCI）とは認知症または正常のいずれでもない状態のことをいう．
c．アルツハイマー型認知症の発症リスクについて，ダンスをほとんどしない人を 1 とする
　　とダンスをよくする人は 0.24〜0.65 と低いことが報告されている．

17：イ
a．呼気時には胸郭が収縮する．
d．吸気時には外肋間筋が収縮する．

18：ア
c．酸素分圧が高いほど酸素運搬は増加する．
d．酸素運搬は静脈血の酸素飽和度にも依存する．

19：エ
b．運動時には 1 回拍出量が増加する．
c．心拍出量は静脈還流量の増加に依存する．

20：エ
b．運動時には中枢神経系の活動が増加する．
c．運動時には脳の神経伝達物質の分泌が増加する．

21：イ
a．筋収縮にはカルシウムイオンが関与する．
d．筋小胞体は筋収縮に伴うカルシウムの放出と再吸収に関与する．

22：イ
a．運動時にはコルチゾールの分泌が増加する．
d．運動時にはインスリンの分泌が低下する．

23：エ
b．適度な運動は免疫抑制を引き起こさない．
c．適度な運動は炎症性サイトカインの分泌を抑制する．

24：ア
c．高温環境下では運動中に心拍数が上昇する．
d．高温環境下では運動中に血圧が上昇することがある．

25：b
a．月面上の重力加速度は地球上の 1/6 である．
c．力の作用する時間を長くすれば，作用するピークの力は小さくなる．
d．支持平面外→支持平面内

26：ア
c．運動エネルギーとポテンシャルエネルギーを合わせたものを力学的エネルギーと呼ぶ．
d．備わっていない→備わっている．

27：ウ
a．矢状面上→前頭面状
b．第一要因→第三要因

28：a
b．動きのコントロール→関節トルクの増大

c．5〜6割→2〜3割

d．関節内には多くの協働筋があり，それぞれが異なる力−長さ関係をもつ．

29：c

a．5%→10%

b．体重の1.2〜1.5倍のピークが2つみられる．

d．多関節筋→単関節筋

30：エ

b．水中で静止している身体に働く力は重力と浮力である．

c．低下→増加

31：エ

b．エネルギー特異性→部位特異性

c．速度特異性→エネルギー特異性

32：a

33：ウ

a．筋肥大よりも神経系の改善に及ぼす効果のほうが大きい．

b．トレーニング量を増やす必要がある．

34：エ

b．速度→力

c．商→積

35：ウ

a．ATPがなくなれば，筋活動は不可能となる．

b．ATPは再合成される．

36：d

37：ウ

a．平均で男子約8cm，女子で約7cmほどである．

b．成長期年齢→身長発育速度ピーク年齢（PHV年齢）

38：エ

b．男性よりも女性のほうが高いレベルにある．

c．女性のほうが大きい．

39：イ

a．6歳から発達

d．6歳から発達

40：ア

c．急性腎不全では血清クレアチンキナーゼ（CK）は上昇する．

d．side stitch（運動時側腹部痛）は左右の上腹部に起こることが多い．

41：b

a．熱疲労は全身の倦怠感などが発生するが死にまでは至らない．

b．熱射病は多臓器障害を起こし，死に至る可能性があるため分類のなかで最も重症である．

c．熱けいれんは筋けいれんが起きるが比較的軽症である．

d．熱失神は失神・めまいが主症状で重症ではない．

42：b

a．脳振盪と判断した後，問題なくても当日はプレー復帰をさせない．

c．急性硬膜外血腫は直達外力により発生する．

d．顔面頭蓋骨折は緊急性がないことが多い．

43：ア

c．内側縦アーチが失われていると足底筋膜炎を起こしやすい．
d．坐骨神経痛は大腿後面に疼痛を生じる．

44：エ
b．一定時間内に多くの参加者の測定が必要な場合には，特別な測定機器を必要とせず，測定方法が容易で身近な環境条件で簡便に行えるかが重要である．
c．信頼性，妥当性に優れていても経済性が劣っている場合，実用性は低い．

45：ウ
a．握力は右左交互に2回ずつ測定し，それぞれの良いほうの記録を平均する．
b．上体起こしは30秒間に，両大腿部と両肘がついた回数を記録する．実施は1回とする．

46：b
c．d．間接法は，呼気ガス分析装置はないが，運動負荷装置と心拍計を完備している場合に用いられる．

47：エ
b．要支援者→介護予防事業対象者
c．介護予防事業対象者→要支援者

48：ア
c．記述はDEXA法のもの．
d．記述はBI法のもの．

49：ア
c．段階的に運動強度や動きの複雑さを高めていくことで，主運動に対する心理的準備を図ることが期待できる．
d．ウォームアップでの実施者の動きや様子，顔色を観察することは，指導者が実施者の健康状態やコンディションを知るよい機会である．自覚的，他覚的症状がある場合には運動中止などの措置を講じるべきである．

50：エ
b．リラクセーションの効果はない→効果がある．
c．筋の伸張効果があり，関節可動域を広げる．

51：エ
b．記述は，ピッチ走法のもの．
c．記述は，ストライド走法のもの．

52：d
a．簡単な動きから徐々に段階を踏んで教えていく．
b．ただちに中止するなどといった急激な運動強度の変化を招かないよう配慮する．
c．動きによっては，参加者から見やすい向きになったり位置を移動したりして指導する．

53：ウ
a．気温→水温
b．圧力→浮力

54：ア
c．運動中に血圧が上昇する．
d．筋力増強効果に，関節角度特異性がある．

55：ア
c．脂肪の減少→筋肉量，骨量，体水分量の減少
d．大腿骨の退行変性→背筋の萎縮，椎骨と椎間板の退行変性

56：エ
b．約20％近く→約57％近く

c．1％低下→7〜10％低下

57：ウ
a．障害処置→外傷処置
b．40分→20分

58：イ
a．運動で動員される骨格筋へ酸素を供給する能力を有酸素性作業能力と呼び，最大酸素摂取量で評価される．
d．トレーニング持続時間は運動強度に依存しているため，低強度の運動は長時間行うようにすべきである．高強度の運動は持続しにくいので低から中強度の運動を長時間実施することが望ましい．

59：ウ
a．異なる概念である．
b．記述は診断閾値の説明である．

60：エ
b．臨床検査→問診
c．チームで共有する必要がある→ほかに漏らしてはならない．

61：エ
b．心拍数が上昇する→心拍数上昇が抑えられる．
c．高血圧→低血圧

62：ア
c．禁忌となる生活習慣病に注意する必要がある→禁忌となる生活習慣病はない．
d．足裏全体で着地→かかとから着地

63：b
a．％→mmHg
c．6〜12ヵ月→3〜6ヵ月
d．LDLコレステロール→HDLコレステロールの上昇

64：イ
a．運動誘発性不整脈が疑われる場合には，運動負荷試験により症状が不整脈によるものなのか否かを確認することができる．
d．狭心症の多くは運動を負荷すると，心電図の虚血性変化，胸部圧迫感・絞扼感などの心筋虚血の徴候・症状が出現する．

65：c
a．自覚症状（息切れ，下肢疲労感，胸痛など）が出現したならば被験者自身のほうからも伝えるように説明する．
b．血圧測定は自動血圧計によって定期的に（通常1分ごと）血圧測定を行うことが推奨される．
d．Balke法→Bruce法

66：c
a．前期ステージでは認知プロセス（ものの見方を変える働きかけ）が有効である．
b．正しくは，productとpriceとplaceとpromotion（宣伝）である．
d．賞罰といい，ほうびと罰の両方に効果がある．

67：d
a．指導者の一方的な指示に従うのはコンプライアンスである．
b．フォーマティブ・リサーチでは，対象者のニーズをプログラム実施前に調べることも行う．

c．社会的認知理論では，個人の要因と環境の要因の両方を重視する．個人の要因として，セルフエフィカシー（やれるという自信）やセルフコントロールも重視する．

68：c

a．うつ病患者は年々増加し，2013年度から医療計画に記載すべき「5疾病」の1つに記載されている．国を挙げた対策で減少したのは自殺者数である．

b．高温・低温などの物理的ストレッサーもある．

c．例えば，人間−環境モデルなどで説明できる．

d．例えば，ストレス刺激は喫煙や飲酒などの生活習慣を招き，その結果生活習慣病になる可能性がある．

69：b

a．正しくはactである．

c．ウォーキングにも面白さや楽しさが少ないという短所があり，万人に有効とまではいえない．

d．逃避・回避型のストレスコーピングもある．

70：d

a．禁酒までは求められていないが，適量の飲酒であることが望まれる．

b．1つの運動や他者との競争にこだわりすぎると，運動の継続に支障をきたすおそれがある．

c．メンタルヘルス・プロモーションの三段階の予防のいずれでも，楽しく行える運動プログラムを用意することが望まれる．

d．メンタルヘルス・プロモーションの二次予防に有効と考えられる．

71：イ

a．たんぱく質は多くとも10％程度しか含まず，アミノ酸価は動物性たんぱく質に比べて劣る．

d．飽和脂肪酸→多価不飽和脂肪酸

72：b

a．胃の入り口は噴門，十二指腸との境界は幽門という．

c．酸分泌腺は，胃底と胃体の全域に分布し，胃液分泌への寄与が大きい．

d．主細胞は，酸分泌腺の底の部分に存在し，ペプシノーゲンを分泌する．

73：イ

a．インスリンは膵臓のβ細胞から分泌される．

d．骨格筋ではグルコースを取り込み，グリコーゲンが蓄積される．

74：ウ

a．基礎代謝量は女性より男性，高齢者より若年者のほうが大きい．

b．基礎代謝量には，日常の生活動作に必要なエネルギー消費量は含まれない．

75：c

模擬問題2

1 次のうち正しいものの組み合わせはどれか. 1 つ選べ.

1-1

a. 一次予防の予防の手段は早期発見, 早期治療である.
b. ヘルスプロモーションは個人の努力と社会環境の整備の両方が重要である.
c. 集団の健康度を表す指標には, 粗死亡率, 年齢調整死亡率, 乳児死亡率などがある.
d. 名称独占とは, 資格がない者がその業務を行うことを禁止するものである.

ア a・b **イ** b・c **ウ** c・d **エ** a・d

2 ポピュレーションアプローチとハイリスクアプローチに関する記述で正しいものの組み合わせはどれか. 1 つ選べ.

1-2

a. ハイリスクアプローチとは, 危険度がより高い人に対して, その危険度を下げるよう働きかけをして病気を予防する方法である.
b. ポピュレーションアプローチとは, 集団全体に対して働きかける方法や環境整備である.
c. ポピュレーションアプローチは, 方法論が明確で対象も明確にしやすいが対象者の数が少ない.
d. ハイリスクアプローチは, 社会全体に働きかけるものであり影響の量は大きいと考えられるが, 効果を定量しにくい.

ア a・b **イ** b・c **ウ** c・d **エ** a・d

3 介護が必要となった原因の 1 位として正しいものはどれか. 1 つ選べ.

1-3

a 認知症
b 脳血管疾患
c 骨折・転倒
d 高齢による衰弱

2-1

4 健康日本 21（第三次）の社会環境に関する目標に関し，正しいものの組み合わせはどれか．1 つ選べ．

a．メンタルヘルス対策に取り組む事業所の割合を指標として，80%を目標としている．

b．スマート・ライフ・プロジェクトへ参画し活動している企業・団体数を指標として 1,500 団体を目標としている．

c．各事業場において必要な産業保健サービスを提供している事業場の割合を指標として，40%を目標としている．

d．滞在快適性等向上区域（まちなかウォーカブル区域）を設定している市町村数を指標として，500 市町村（令和 7 年度）を目標としている．

ア a・b **イ** b・c **ウ** c・d **エ** a・d

2-2

5 健康づくりのための身体活動・運動ガイド 2023 に関し，正しいものの組み合わせはどれか．1 つ選べ．

a．高齢者では，座りっぱなしの時間が長くても気にする必要はない．

b．高齢者では，歩行またはそれと同等以上の（3 メッツ以上の強度の）身体活動を 1 日 40 分以上行うことが推奨されている．

c．成人では，息が弾み汗をかく程度以上の（3 メッツ以上の強度の）運動を週 60 分以上行うことが推奨されている．

d．成人では，息が弾み汗をかく程度以上の（3 メッツ以上の強度の）歩行を 1 日約 15,000 歩以上行うことが推奨されている．

ア a・b **イ** b・c **ウ** c・d **エ** a・d

6 健康日本 21（第三次）における社会環境の整備に関し，正しいものの組み合わせはどれか．1 つ選べ．

2-3

a．社会・地域における人々の信頼関係や結びつきが豊かな地域ほど経済的に豊かである．

b．社会・地域における人々の信頼関係や結びつきが豊かな地域ほど住民の主観的健康観は高い．

c．社会・地域における人々の信頼関係や結びつきが豊かな地域ほど死亡率は低い．

d．社会・地域における人々の信頼関係や結びつきが豊かな地域ほど歩きやすい道が多い．

ア a・b　**イ** b・c　**ウ** c・d　**エ** a・d

7 メタボリックシンドローム診断時の腹囲の測定について正しいものはどれか．1 つ選べ．

3-1

a 使用する巻き尺は伸縮性のある素材のものを選ぶ．

b 腹囲は座位または仰臥位，臍レベルで測定する．

c 脂肪蓄積が顕著で臍が下方に偏位している場合は肋骨下縁で測定する．

d 腹囲は 0.5 cm までの単位で測定する．

模擬問題 2

264

3-2

8 肥満に関連する減量を要する合併症のうち，脂肪細胞の質的異常に起因するものについて正しいものの組み合わせはどれか．1つ選べ．

a．睡眠時無呼吸症候群

b．脂肪肝

c．月経異常

d．変形性関節症

ア a・b　　**イ** b・c　　**ウ** c・d　　**エ** a・d

3-3

9 診察室血圧に基づいた脳心血管リスク層別化について中等リスクとして正しいものはどれか．1つ選べ．

a 130～139/80～89 mmHg で予後影響因子がない．

b 130～139/80～89 mmHg で脂質異常症，喫煙者．

c 140～149/90～99 mmHg で予後影響因子がない．

d 160～169/100～109 mmHg で年齢 65 歳以上，男性．

3-4

10 脂質異常症のリスク層別化とリスク区分の管理計画について正しいものの組み合わせはどれか. 1つ選べ.

a. 冠動脈疾患またはアテローム血栓性脳梗塞の既往「あり」の場合二次予防のカテゴリーとなる.

b. 久山町スコアの予測モデルの年齢区分は 50～80 歳となっている.

c. LDL-C の管理目標は, 低リスクは＜120 mg/dL, 中リスクは＜140 mg/dL, 高リスクは＜160 mg/dL である.

d. 二次予防の疾患がなく糖尿病, 慢性腎臓病, 末梢動脈疾患があれば高リスクとなる.

ア a・b　　**イ** b・c　　**ウ** c・d　　**エ** a・d

3-5

11 耐糖能異常症・糖尿病について正しいものはどれか. 1つ選べ.

a 空腹時血糖 250 mg/dL 以上や尿ケトン中等度以上の場合は積極的に運動療法を実施する.

b やむを得ず空腹時以外に採血を行い, かつ HbA1c を測定しない場合は食後 3.5 時間以上の随時血糖で血糖検査を行うことができる.

c Ⅱ型糖尿病の成因は自己免疫性と特発性に分類される.

d わが国の糖尿病の有病率を男女別にみると女性に多い.

3-6

12 心臓リハビリテーションの有酸素運動強度について正しいものはどれか. 1つ選べ.

a 低強度とは最高心拍数の 57％未満の運動をいう.

b 高強度とはボルグ指数の 14～17 の運動をいう.

c 中強度とは心拍数予備能（HRR）の 30～39％の運動をいう.

d 超低強度とは％peak $\dot{V}O_2$ の 50％未満の運動をいう.

3-7

13 ロコモティブシンドローム，サルコペニアについて正しいものは
どれか．1つ選べ．

a 2ステップテストはバランスを崩さないようできるだけ大股で2歩歩き，
その距離を身長で割って算出する．

b ロコモ25で19点は特定高齢者相当である．

c 立ち上がりテストは10cm，20cm，30cmの3種類の台から片脚また
は両脚で立ち上がれるか調べる．

d サルコペニアは一過性で局所性の骨格筋肉量および骨格筋力の低下と定義
されている．

3-9

14 慢性閉塞性肺疾患の運動療法中止基準について正しいものはどれ
か．1つ選べ．

a 通常と異なる呼吸困難・強い疲労感・動悸が発症した時点

b SpO_2が95%未満となった時点

c 年齢別最大心拍数90%以上となった時点

d ボルグCR-10スケールで11となった時点

3-10

15 日本人のためのがん予防法について正しいものはどれか．1つ選
べ．

a 食塩は1日当たり男性12g未満，女性10g未満を目標とする．

b BMIは男性21〜27，女性は21〜25に維持する．

c 飲酒は，アルコール量換算で1日約35gまでとする．

d 野菜，果物を1日200g以上摂取する．

3-11

16 軽度認知障害・認知症について正しいものはどれか. 1つ選べ.

a 認知症の7～8割は脳血管性認知症である.

b 正常な認知機能から認知症に転化していく過程で認知症の診断がつくまで10～20年の期間がある.

c 魚をほとんど摂取していない人はアルツハイマー型認知症の危険度が10倍となる.

d 軽度認知障害からアルツハイマー型認知症への発症は10～15％である.

4-1

17 運動時の呼吸機能に関する記述で正しいものの組み合わせはどれか. 1つ選べ.

a. 運動時には肺の酸素交換能力が低下する.

b. 運動時には肺換気量が増加する.

c. 肺活量は運動の持続時間や強度によって変化する.

d. 運動時には肺血流量が減少する.

ア a・b   **イ** b・c   **ウ** c・d   **エ** a・d

4-2

18 運動時の心拍数に関する記述で正しいものの組み合わせはどれか. 1つ選べ.

a. 心拍数は運動強度に比例して増加する.

b. 心拍数は副交感神経によって制御される.

c. 心拍数は静止状態でも増加する.

d. 心拍数の増加はおもに交感神経の影響を受ける.

ア a・b   **イ** b・c   **ウ** c・d   **エ** a・d

4-3

19 運動時の血流再配分に関する記述で正しいものの組み合わせはどれか．1つ選べ．

a．運動時には心臓と筋肉への血流が増加し，酸素供給が向上する．
b．運動時には非活動組織への血流が増加し，ほかの部位への血流が減少する．
c．副交感神経は運動時には血管を拡張させず，心拍数に影響を与える．
d．交感神経は運動時に筋肉の血管を収縮させるが，全体としては筋肉への血流が増加する．

ア a・b **イ** b・c **ウ** c・d **エ** a・d

4-4

20 自律神経系と運動に関する記述で正しいものの組み合わせはどれか．1つ選べ．

a．交感神経系は運動時に活性化される．
b．副交感神経系は運動後に活性化される．
c．交感神経系の活性化により血圧が低下する．
d．副交感神経系の活性化により心拍数が増加する．

ア a・b **イ** b・c **ウ** c・d **エ** a・d

4-4

21 筋線維の特性に関する記述で正しいものの組み合わせはどれか．1つ選べ．

a．タイプⅠ筋線維は持久力に優れている．
b．タイプⅡ筋線維は瞬発力に優れている．
c．タイプⅠ筋線維はミトコンドリア密度が低い．
d．タイプⅡ筋線維は酸化能力が高い．

ア a・b **イ** b・c **ウ** c・d **エ** a・d

模擬問題2

269

4-5

22 運動時のホルモン分泌に関する記述で正しいものの組み合わせはどれか. 1 つ選べ.

a. エピネフリンは運動時に分泌され, 脂肪の分解を促進する.
b. コルチゾールは運動後に分泌され, たんぱく質の分解を促進する.
c. インスリンは運動時に分泌され, グルコースの取り込みを促進する.
d. グルカゴンは運動時に分泌され, 血糖値を低下させる.

ア a・b **イ** b・c **ウ** c・d **エ** a・d

4-6

23 運動による免疫機能の変化に関する記述で正しいものの組み合わせはどれか. 1 つ選べ.

a. 運動後にはすべての免疫機能が向上する.
b. 適度な運動後には免疫機能が低下する.
c. 運動後には免疫抑制が起こることがある.
d. 激しい運動後には感染症リスクが増加する.

ア a・b **イ** b・c **ウ** c・d **エ** a・d

4-7

24 寒冷環境下での運動に関する記述で正しいものの組み合わせはどれか. 1 つ選べ.

a. 寒冷環境では体温が低下しやすい.
b. 寒冷環境では筋肉の収縮効率が低下する.
c. 寒冷環境では代謝率が低下する.
d. 寒冷環境では血管が拡張しやすい.

ア a・b **イ** b・c **ウ** c・d **エ** a・d

模擬問題2

270

5-1

25 力学の基礎に関する記述で正しいものの組み合わせはどれか．1つ選べ．

a．物体が動き出すと物体の速度に関係なく摩擦抵抗の大きさは増加していくことが多い．

b．質量の物体の加速度は力の方向に生じ，力の大きさに反比例する．

c．運動量に関する物理法則は運動量と力積の法則で表せる．

d．回転運動では同じ質量の物体でも回転軸の位置によって回転のさせにくさが変化する．

ア a・b　**イ** b・c　**ウ** c・d　**エ** a・d

5-2

26 エネルギー論に関する記述で正しいものはどれか．1つ選べ．

a 力学的仕事は加えた力の移動方向の成分と力の作用点の移動距離との除で表す．

b 物体の進行方向と逆向きの力が働く状況では力の符号は負となる．

c 筋の力学的仕事を筋が消費した化学的エネルギーの量とみなすことができる．

d 腱では熱エネルギーという形でエネルギーを蓄積することができる．

5-3

27 機能的解剖学概論に関する記述で正しいものはどれか．1つ選べ．

a 多軸性関節では二次元の自由な運動が可能である．

b X脚では半月板損傷や膝蓋大腿関節症を生じやすい．

c 関節可動域を決める第一要因には関節靱帯が関与する．

d 同じ筋張力を発揮した場合，モーメントアームが長いほうが発揮できるトルクは小さい．

5-4

28 機能的解剖学概論に関する記述で正しいものの組み合わせはどれか．1つ選べ．

a．単関節筋は関節トルク増大に，多関節筋は動きのコントロールに貢献する．
b．羽状筋は腱膜に筋線維が斜めに配列する．
c．筋内で直列に配置している筋節が多いほど大きな力発揮が可能である．
d．人体筋の場合，筋線維の長さ変化と筋腱複合体の長さ変化がつねに一致する．

ア a・b　　**イ** b・c　　**ウ** c・d　　**エ** a・d

5-5

29 陸上での運動・動作に関する記述で正しいものの組み合わせはどれか．1つ選べ．

a．歩行速度を高めると立脚相と両脚支持相は減少する傾向にある．
b．前後方向の減速と加速の相の力積が同じであれば1歩の歩行速度は増加する．
c．走行の空中期後半から支持期では股関節には大腿四頭筋が活動する．
d．走行の支持期から空中期への移行期には筋活動によって多くの仕事をしなければならない．

ア a・b　　**イ** b・c　　**ウ** c・d　　**エ** a・d

5-6

30 水泳・水中運動に関する記述で正しいものはどれか．1つ選べ．

a 水中で運動する際，水泳の初心者に対しては水温は5〜6℃高いほうが適している．
b 浮力より重力が大きいと水中にある身体は上昇する．
c 水泳では迎え角を小さくして，抵抗を減らすほうが泳速を上げられる．
d 平泳ぎのプルでは揚力成分が小さいといわれている．

6-1

31 トレーニングの原則について正しいものの組み合わせはどれか. 1つ選べ.

a. 反復性の原則とは，体力の向上には少なくとも週3回以上，身体活動や運動を行う必要があるということである.

b. 意識性の原則とは，鍛えている部位や速度，動作を意識して正確に行うことでより大きな効果が期待できるということである.

c. 個別性の原則とは，健康と関係の深い器官・臓器をまんべんなく向上させ，バランスのとれた身体をつくるような運動が必要であるということである.

d. 全面性の原則とは，確実なトレーニング効果を得ようとする場合，トレーニングにおける運動負荷を徐々に高めていく必要があるということである.

ア a・b **イ** b・c **ウ** c・d **エ** a・d

6-2

32 等速性トレーニングの説明として正しいものの組み合わせはどれか. 1つ選べ.

a. 高速でのエクササイズほど，力−速度関係に従い，絶対的な発揮筋力は低くなる.

b. 等速性トレーニングでは，運動域全般を通じて一定の相対強度を維持することが可能である.

c. 高速度トレーニングは，筋肥大効果は高いが，神経系の改善効果は低い.

d. 低速度トレーニングは，筋力増強および筋肥大効果を期待できない.

ア a・b **イ** b・c **ウ** c・d **エ** a・d

模擬問題2

273

6-3

33 筋パワーの個人差について正しいものの組み合わせはどれか．1つ選べ．

a．一般的に筋力の強い人ほど，筋パワーは劣る．

b．筋パワーの個人差は，筋量における差ではない．

c．最大筋力の向上や筋肥大をねらいとするトレーニングであっても筋パワーの発揮能力を高めることは可能である．

d．動作速度が高くなればなるほど，そのとき発揮される筋パワーと最大筋力の関係は弱くなる．

ア a・b　　**イ** b・c　　**ウ** c・d　　**エ** a・d

6-4

34 酸素摂取量と最大酸素摂取量の説明として正しいものの組み合わせはどれか．1つ選べ．

a．運動強度が高まると酸素摂取量が下降する．

b．最大酸素摂取量の測定には，運動強度と酸素摂取量のレベリングオフを確認することが必要である．

c．レベリングオフが観察されない場合に観測された酸素摂取量の最高値は，最高酸素摂取量と呼ばれる．

d．レベリングオフが確認されない場合には，最大酸素摂取量と認定することはできない．

ア a・b　　**イ** b・c　　**ウ** c・d　　**エ** a・d

模擬問題2

6-5

35 障がい者の運動能力と運動指導について正しいものの組み合わせはどれか．1つ選べ．

a．医療機関における治療，あるいは狭義のリハビリテーションを目的とする身体運動は，主として看護士が担当する．

b．心身の障害および機能が安定化した人に対して医療的な目的以外で行われる運動は，健康運動指導士が担当できる．

c．対象者が有する障害の特徴をよく理解し，それに適した運動を指導する．

d．運動の可否，注意事項など，医療サイドとの連携は特に必要ない．

ア a・b　**イ** b・c　**ウ** c・d　**エ** a・d

6-6

36 体型の変化について正しいものの組み合わせはどれか．1つ選べ．

a．発育につれて，全身に占める頭部の割合の縮小は顕著である．

b．カウプ指数は，幼児期（6歳頃）までは年齢による変化が大きいので，乳幼児保健の分野で体型の評価に用いられる．

c．ローレル指数は体重充実指数とも呼ばれており，7歳頃から思春期に至るまでの肥満の評価に用いることがある．

d．カウプ指数は，成人期の BMI と同じ指数である．

ア a・b　**イ** b・c　**ウ** c・d　**エ** a・d

6-7

37 妊婦スポーツの相対的禁忌について正しいものの組み合わせはどれか．1つ選べ．

a．心疾患

b．高血圧

c．貧血またはほかの血液疾患

d．破水

ア a・b　**イ** b・c　**ウ** c・d　**エ** a・d

6-8

38 加齢に伴う全身持久力の変化について正しいものの組み合わせは
どれか．1つ選べ．

a. 加齢に伴う最大酸素摂取量の低下率は，健常な非鍛錬者（一般人）よりも
　　トップレベルの持久性アスリートのほうが大きい．

b. 加齢に伴う最大酸素摂取量は，15歳までにピークに達する．

c. 年齢が高くなると最高心拍数（HRmax）が減少し，最大酸素摂取量の上
　　昇の要因になる．

d. 加齢による最大酸素摂取量の低下率は，男性と女性では，ほぼ同じである．

ア a・b　　**イ** b・c　　**ウ** c・d　　**エ** a・d

6-8

39 加齢に伴う筋機能の変化について正しいものの組み合わせはどれ
か．1つ選べ．

a. 普通に生活している状況では20～50歳まで筋量の約50%程度が緩やか
　　に減少する．

b. 加齢に伴う筋量の減少をメタボリックシンドロームと呼んでいる．

c. 筋力と筋断面積には正の相関が認められている．

d. 高齢者における筋力の低下は，上肢よりも下肢筋群の低下が顕著である．

ア a・b　　**イ** b・c　　**ウ** c・d　　**エ** a・d

7-1

40 心筋梗塞の三大冠危険因子でないものとして正しいものはどれか. 1つ選べ.

a 喫煙

b 高血圧症

c 脂質異常症

d 高尿酸血症

7-1

41 以下の記述で正しいものの組み合わせはどれか. 1つ選べ.

a. オーバートレーニング症候群の発見には GHQ60 試験が有意義な方法と考えられている.

b. 過換気症候群では動脈中の炭酸ガス分圧を上昇させる.

c. 急性アナフィラキシーショックでは咽頭浮腫などによる呼吸困難が起こる場合もある.

d. 貧血状態を把握するうえで血清フェリチン値の測定は有用である.

ア a・b　　**イ** b・c　　**ウ** c・d　　**エ** a・d

7-2

42 以下の記述で正しいものの組み合わせはどれか. 1つ選べ.

a. 外傷性肩関節脱臼は 10 歳代, 20 歳代に発生すると反復性に移行しやすい.

b. 肘関節の回外運動には上腕二頭筋が働く.

c. 橈骨遠位端部骨折は青壮年に多い.

d. ボクシングや空手では舟状骨骨折が生じやすい.

ア a・b　　**イ** b・c　　**ウ** c・d　　**エ** a・d

模擬問題 2

277

7-3

43 以下の記述で正しいものの組み合わせはどれか．1つ選べ．

a．第2腰椎より遠位には脊髄はなく馬尾が走る．

b．骨粗鬆症の素因にある腰椎圧迫骨折は圧迫の変形が急速に進行する．

c．変形性股関節症は救急対応が必要である．

d．後十字靱帯損傷は前十字靱帯損傷と違い，筋力訓練を中心として保存的に加療される．

ア a・b　**イ** b・c　**ウ** c・d　**エ** a・d

8-1

44 最大酸素摂取量の測定方法に関する記述で正しいものの組み合わせはどれか．1つ選べ．

a．トレッドミルエルゴメータでの測定値は自転車エルゴメータで測定した値よりも5〜15%低い値を示す．

b．上肢のみと下肢のみの運動で測定すると，下肢のみで運動したほうが30〜40%低い値を示す．

c．間接推定法は，最大運動まで運動させないため短時間で行うことができ，簡便性，経済性，安全性にも優れている．

d．自覚的運動強度の指標は直接法でも間接推定法でも必要である．

ア a・b　**イ** b・c　**ウ** c・d　**エ** a・d

8-2

45 新体力テストの握力の測定方法に関する記述で正しいものはどれか．1つ選べ．

a 握力計の指針が内側になるようにもつ．

b 中指の第1関節がほぼ90°になるように握り，幅を調節する．

c 左右3回以上実施する．

d 左右おのおのの良いほうの記録を平均し，キログラム未満は四捨五入する．

8-3

46 高齢者の全身持久力の特性と背景に関する記述で正しいものはどれか．1つ選べ．

a 最大酸素摂取量＝最高心拍数×最大心拍出量×最大動静脈酸素較差

b 老化に伴い全身持久力が低下する原因は，最大1回拍出量と最大動静脈酸素較差の2つの低下である．

c 動静脈酸素較差とは動脈血と心臓への還流静脈血との酸素含有量の差のことである．

d 予測最大心拍数＝200－年齢

8-4

47 介護予防・生活支援サービス事業とその内容で正しいものの組み合わせはどれか．1つ選べ．

a．通所型サービス：掃除，洗濯など日常生活上の支援を行う．
b．訪問型サービス：集いの場などで，心身機能の改善のための支援を行う．
c．その他の生活支援サービス：栄養改善を目的とした配食や一人暮らし高齢者などへの見守りを行う．
d．介護予防ケアマネジメント：評価に基づくケアプランの作成と目標達成に向けた主体的な取り組みが適切にできるよう支援を行う．

ア a・b　**イ** b・c　**ウ** c・d　**エ** a・d

8-5

48 皮下脂肪分布に関する記述で正しいものはどれか．1つ選べ．

a 日本人の皮下脂肪は欧米人に比べて大腿部に多く，体幹部に少ない．
b 皮下脂肪の割合は大腿，下腿，上腕については男性のほうが女性より大きい．
c 30歳以後の皮下脂肪厚の加齢変化は，男性では，腹部や大腿部において大きな増加がみられる．
d 30歳以後の皮下脂肪厚の加齢変化は，女性では，腹部において大きな増加がみられる．

模擬問題2

9-1

49 ウォームアップとクールダウンの指導原則に関する記述で正しいものの組み合わせはどれか．1つ選べ．

a．ウォームアップは1つの運動にこだわらず，複数のタイプの運動を組み合わせる．

b．ウォームアップでは，動的な運動から静的な運動へ移行していく．

c．主運動やクールダウンとの時間の配分について考慮し，ウォームアップは全運動時間の20%が適当である．

d．主運動で最も使用される身体部位，すなわち負担のかかった部位は入念にクールダウンをする必要がある．

ア a・b　　**イ** b・c　　**ウ** c・d　　**エ** a・d

9-2

50 ストレッチング実施上の注意点に関する記述で正しいものの組み合わせはどれか．1つ選べ．

a．自分にあった安定した肢位，適切な姿勢を心がける．

b．ストレッチングは，レジスタンストレーニングと違い，呼吸を止めても血圧は上昇しない．

c．ストレッチングにより柔軟性を高め，同年代の平均より上回るように心がける．

d．頭を心臓の位置より低くしない．

ア a・b　　**イ** b・c　　**ウ** c・d　　**エ** a・d

281

51 20歳，安静時心拍数70回/分の人が運動強度60%で運動する場合として正しいものの組み合わせはどれか．1つ選べ．

9-3

a．予測最高心拍数は220回/分である．
b．予測最高心拍数は200回/分である．
c．目標心拍数は148回/分である．
d．目標心拍数は120回/分である．

ア a・b **イ** b・c **ウ** c・d **エ** a・d

52 エアロビックダンスの指導者の役割に関する記述で正しいものの組み合わせはどれか．1つ選べ．

9-4

a．指導者の存在なくしては成り立たない運動であり，運動を継続する意欲をもてるかどうかは指導者の技量にかかっている．
b．インストラクターが動きを選択し，組み合わせてオリジナルのプログラムを作成しなければならない．
c．インストラクターは動きを教えるにあたって，映像などでわかりやすく教えなければならない．
d．参加者に運動効果が現れやすい内容構成と指導を優先するプログラムを工夫する必要がある．

ア a・b **イ** b・c **ウ** c・d **エ** a・d

53 水泳に関する記述で正しいものの組み合わせはどれか．1つ選べ．

9-5

a．伏し浮きは，大きく息を吸って膝を抱えて背中を浮かす浮遊姿勢である．
b．浮遊する基本的な姿勢としてダルマ浮き，伏し浮き，背浮きがある．
c．背浮きは，肩まで水につかり，後頭部を水につけ，水中から腕を頭のほうへ伸ばしながら，徐々に足をプールの底から離す浮遊姿勢である．
d．ストリームラインの姿勢は，最も身体抵抗の大きい姿勢である．

ア a・b **イ** b・c **ウ** c・d **エ** a・d

9-6

54 流体抵抗マシン・徒手抵抗・スロートレーニングに関する記述で誤っているものはどれか. 1つ選べ.

a 油圧式, 空圧式などの流体抵抗マシンは短縮性動作にのみ抵抗を生じる (伸張性収縮局面がない).

b ゆっくりとした動作で行うトレーニングはスロートレーニングと称される.

c 徒手抵抗トレーニングとは, パートナーの徒手により抵抗を加える方法である.

d 油圧や空圧マシンは, 筋疲労を生じさせにくく, 外傷や障害のリスクが低いため初心者や中高年者の導入的トレーニングに向いており, 筋肥大効果も大きい.

9-7

55 高齢者の姿勢の加齢変化の特徴に関する記述で正しいものの組み合わせはどれか. 1つ選べ.

a. 高齢者に多くみられる姿勢の特徴として, 円背(猫背)がある.

b. 直立姿勢を保持するために働く筋群(僧帽筋, 板状筋, 脊柱起立筋, 腸腰筋, ハムストリング, ヒラメ筋)を主要姿勢筋群という.

c. 円背を予防するには, 特に体幹・下肢の筋・神経系を促通させ機能を維持・向上させることが重要となる.

d. 加齢による姿勢変化は, 歩行姿勢の変化と関連はない.

ア a・b　　**イ** b・c　　**ウ** c・d　　**エ** a・d

10-1

56 AEDの使用手順として正しいものの組み合わせはどれか．1つ選べ．

a．電極パッドは右上前胸部と左下側胸部に直接貼りつける．

b．傷病者の衣服を取り除けない場合は，衣服の上から電極パッドを貼る．

c．救急隊が到着し救急隊の除細動器に変更することに備え，電気ショック後，電極パッドは剝がしておく．

d．電極パッドの密着が不十分だとやけどの原因になる．

ア a・b　　**イ** b・c　　**ウ** c・d　　**エ** a・d

10-3

57 スポーツの現場における外傷の発生状況に関する記述で正しいものはどれか．1つ選べ．

a 外傷部位別にみると，上肢では肘関節，下肢では足関節に多い．

b 外傷疾患別では捻挫が最も発生率が高い．

c スポーツ種目別にみると柔道が最も発生の度合いが高い．

d 肩関節の脱臼は，体操の倒立や柔道の関節技などでよくみられる．

11-1

58 筋力増強運動のプログラムに関する記述で正しいものの組み合わせはどれか. 1つ選べ.

a. フリーウエイトは安全性が高い.

b. 1回だけ持ち上げることができる最大重量を1RMという.

c. 筋持久力を目的にするときは12～20RMの負荷強度を設定する.

d. 水中運動は水の抵抗によってさまざまなトレーニングが工夫でき, 負荷量の設定も容易である.

ア a・b　**イ** b・c　**ウ** c・d　**エ** a・d

11-2

59 安静時心電図に関する記述で正しいものの組み合わせはどれか. 1つ選べ.

a. 心臓の興奮は, 洞結節を起始部とする刺激伝導系と呼ばれる特殊心筋を介して, 心房筋→房室結節→ヒス束→右・左脚→プルキンエ線維を経て心筋全体に伝えられる.

b. P波は心房の興奮を示し, T波は心室筋の再分極過程を反映している.

c. 心電図の誘導方法は, 双極誘導法と単極誘導法に大別される. 単極誘導法の基準電極は右手, 左手, 右足の3本の導線を結合したもので, ウイルソンの結合電極と呼ばれる.

d. 検査室の温度は20～25℃が望ましく, 相対湿度は30～40％が適当である.

ア a・b　**イ** b・c　**ウ** c・d　**エ** a・d

模擬問題2

285

11-3

60 メディカルチェックに関する記述で正しいものの組み合わせはどれか．1つ選べ．

a．運動中突然死の原因疾患の半数以上が，がんである．

b．メディカルチェックはがん対策を基本として行われる．

c．メディカルチェックの基本項目には，問診，診察，尿検査，血液検査，運動負荷試験などがある．

d．中高年者においては，心血管疾患危険因子，虚血性心疾患による若年死の家族歴を中心とした問診は，運動のリスクを評価する手段として有効であるとされている．

ア a・b **イ** b・c **ウ** c・d **エ** a・d

11-4

61 薬物療法に関連した運動療法指導・実施上の注意点に関する記述で正しいものの組み合わせはどれか．1つ選べ．

a．糖尿病の治療中にみられる頻度の高い緊急事態として高血糖がある．

b．脂質異常症治療薬は運動中，後の血圧や心拍数，運動機能などに対し，特に問題となるような影響はないため，特別な配慮の必要性はない．

c．抗血小板薬のなかで，特にアスピリンは接触の危険性のある運動では出血傾向への注意が必要である．

d．抗血小板薬・抗凝固薬は心拍数や血圧，運動能力などに影響する薬剤である．

ア a・b **イ** b・c **ウ** c・d **エ** a・d

11-6

62 肥満に対する運動療法プログラム作成に関する記述で正しいものの組み合わせはどれか. 1つ選べ.

a. 減量効果を高めるには，短時間でよいので高強度の運動をすることが肝要である.

b. レジスタンス運動は，減量によって低下しがちな筋量や筋力を維持増大させるうえで有効である.

c. リバウンド防止のために，減量の理由や動機を明確にしておく必要がある.

d. 減量プログラムは開始時の体重の20%減を目安に目標を設定するとよい.

ア a・b   **イ** b・c   **ウ** c・d   **エ** a・d

11-8

63 ロコモティブシンドロームに関する記述で正しいものの組み合わせはどれか. 1つ選べ.

a. ロコモティブシンドロームは運動器の障害によって介護・介助が必要な状態になっていたり，そうなる危険が高くなっている状態を表している.

b. ロコモティブシンドローム発生にかかわる疾患にはサルコペニア，変形性膝関節症，変形性腰椎症，骨粗鬆症がある.

c. 加齢による筋量減少をフレイルという.

d. 年齢による筋線維の萎縮は遅筋線維で強く，上肢に比べ下肢筋での低下が大きい.

ア a・b   **イ** b・c   **ウ** c・d   **エ** a・d

12-1

64 運動負荷試験の相対的禁忌に関する記述で正しいものの組み合わせはどれか．1つ選べ．

a．検査が禁忌であるか明確に判断できない場合には，被験者の希望に委ねる．

b．相対的禁忌では検査中に事故の発生率が低く，高い運動強度で行うことができる．

c．相対的禁忌とは医師により，「検査による有益性がリスクを上回ると判断された場合に施行することがあるもの」である．

d．相対的禁忌には，安静時高血圧（収縮期血圧 200 mmHg 以上または拡張期血圧 110 mmHg 以上）がある．

ア a・b　　**イ** b・c　　**ウ** c・d　　**エ** a・d

12-3

65 自転車エルゴメータによる運動負荷試験に関する記述で正しいものの組み合わせはどれか．1つ選べ．

a．自転車エルゴメータの長所は，転倒のリスクが低く，関節への荷重負荷が少ない，同時に数人の検査が可能なことなどである．

b．自転車エルゴメータによる運動負荷試験のプロトコールは，一段階負荷，多段階負荷，ランプ負荷の3種類に分けることができる．

c．酸素摂取量や二酸化炭素排出量は低強度運動では直線的に増加するが，ある時点から増加が急峻になる．この変曲点は乳酸閾値（LT），換気閾値（VT），あるいは無酸素性作業閾値（AT）と呼ばれる．

d．症候限界まで運動を実施すると，負荷量が増加しても換気量が増加しなくなる．この現象はレベリングオフと呼ばれる．

ア a・b　　**イ** b・c　　**ウ** c・d　　**エ** a・d

13-1

66 次の選択肢で正しいものはどれか．1つ選べ．

a 外発的動機づけは，行動の価値は関係なく賞罰など外からの働きかけがあるとやる気が起きる現象である．

b HAPAによると，運動することを意図できれば，具体的な計画がなくても動き出せる．

c ナッジ理論によると，やらされたと思わせずに，自分でやると決めたと思わせることが重要である．

d トランスセオレティカルモデルでは，変容ステージが維持ステージに到達すれば，行動が中断することはないと考える．

13-3

67 次の選択肢で正しいものはどれか．1つ選べ．

a ある指導者がつくった運動プログラムは，その人の個性が強く反映されているので，ほかの指導者に引き継ぐことは難しく，プログラムをつくり直す必要がある．

b 動機づけ面接法では，運動をしたくない気持ちのみに注目して，その解消を目指す．

c カウンセリングでは，現在の問題だけではなく将来の問題も扱う．

d コンサルテーションはカウンセリングとは異なり，信頼関係ができる前に次々と指示を出す．

14-1

68 次の選択肢で正しいものはどれか．1つ選べ．

a ほかの人と一緒に運動をすると，気を使うので抑うつリスクが高まる．

b うつ病患者は運動をするモチベーションが低いので，強度の低い運動から始める配慮が必要である．

c 身体をまったく動かさないテレビ視聴は，のんびりできるので抑うつリスクを軽減する．

d 週に150分の中等度強度の身体活動は，うつ病患者には重すぎる運動量である．

14-2

69 次の選択肢で正しいものはどれか．1つ選べ．

a バンデューラは交流分析を提唱した．

b 動機づけ面接法では，支援者が答えを提示することで来談者の動機づけを高める．

c 健康づくりカウンセリングでは，支援者の都合ではなく来談者に適合する理論や技法を選ぶようにする．

d 運動がストレスにならないように，少しでも疲れる前に運動を終了させる．

14-3

70 次の選択肢で正しいものはどれか．1つ選べ．

a 禁煙治療の保険診療は，禁煙が成功するまで何回でも受けることができる．

b タバコの副流煙は主流煙よりも有害物質の含有量が少ない．

c 喫煙したくなったときにすぐに運動を実行できると，禁煙につながりやすい．

d 禁煙希望者同士や禁煙成功者の助け合いは，なれ合いになるので効果が薄い．

15-1

71 食品のリスク評価は下記の4つの段階を経て行われる. その4つの項目とその意味について正しいものはどれか. 1つ選べ.

a 「危険同定」：特定集団に起こる有害作用の発生率を明らかにし, リスクがどのようなものであるか明確にする.

b 「危害特性の明瞭化」：危害要因を確認する.

c 「曝露評価, 摂取量評価」：地域や集団について, 実際の摂取濃度, あるいは摂取量を定量的に評価する.

d 「リスク特性の明確化」：有害作用の本質を定量的, 定性的に明らかにする.

15-2

72 消化の説明のうち, 正しいものの組み合わせはどれか. 1つ選べ.

a. 二糖類分解酵素はでんぷんをマルトデキストリンに分解する.

b. 膵液アミラーゼは二糖類を単糖に分解する.

c. たんぱく質の消化は, ペプシンによって生じたペプチドをトリプシン, キモトリプシンなどがさらに分解させる.

d. 小腸での脂肪消化は, リパーゼとコリパーゼが結合して, 中性脂肪を脂肪酸と2-モノアシルグリセロールに分解する.

ア a・b　　**イ** b・c　　**ウ** c・d　　**エ** a・d

15-3

73 ビタミンの機能のうち, 正しいものの組み合わせはどれか. 1つ選べ.

a. ビタミンAは, 動物性食品からはβ-カロテンとして供給される.

b. ナイアシンの生理作用は, プロトロンビンやその他の血液凝固因子を活性化させる.

c. ビタミンEのおもな生理作用は, 抗酸化作用である.

d. ビタミンDのおもな生理作用は, CaとPの吸収および再吸収の促進と, 骨形成である.

ア a・b　　**イ** b・c　　**ウ** c・d　　**エ** a・d

15-5

74 低栄養状態の高リスクに評価される指標として正しいものの組み合わせはどれか．1つ選べ．

a．血清アルブミン値が 3.5 g/dL 以上
b．体重減少率が，1ヵ月に 5%以上
c．褥瘡あり
d．体重減少率が，6ヵ月に 7.5%以上

ア a・b　　**イ** b・c　　**ウ** c・d　　**エ** a・d

15-6

75 食品表示の説明のうち，正しいものの組み合わせはどれか．1つ選べ．

a．消費期限は，定められた方法で保存した場合，腐敗・変敗，その他の品質劣化に伴い安全性を欠くおそれがない期限をさす．
b．栄養成分表示の義務表示事項は，たんぱく質，脂質，炭水化物の3つである．
c．栄養成分表示は，原則としてすべての消費者向けの生鮮食品および加工食品に義務づけられた．
d．賞味期限は，定められた方法で保存した場合，期待されるすべての品質の保持が十分に可能である期限をさす．

ア a・b　　**イ** b・c　　**ウ** c・d　　**エ** a・d

解答・解説

1：イ
　a．一次予防→二次予防
　d．名称独占→業務独占

2：ア
　c．ポピュレーションアプローチ→ハイリスクアプローチ
　d．ハイリスクアプローチ→ポピュレーションアプローチ

3：a

4：ア
　c．80％（令和9年度）
　d．100市町村（令和7年度）

5：イ
　a．高齢者・成人ともに，座りっぱなしの時間が長くなりすぎないように注意することが推奨されている．
　d．8,000歩

6：イ
　a．経済的な豊かさは関係ない．
　d．歩きやすい地域は都市部に多いが，ソーシャルキャピタルと強い関係があるとはいえない．

7：d
　a．使用する巻き尺は伸縮性のない素材のものを選ぶ．
　b．腹囲は立位，軽呼気時，臍レベルで測定する．
　c．脂肪蓄積が顕著で臍が下方に偏位している場合は肋骨下縁と上前腸骨棘で測定する．

8：イ
　肥満に関連する減量を要する合併症のうち脂肪細胞の質的異常に起因するものは，耐糖能異常症・脂質異常症，高血圧，高尿酸血症，冠動脈疾患，脳梗塞，脂肪肝，月経異常，肥満関連腎臓病である．

9：b
　a．130～139/80～89 mmHgで予後影響因子がない場合は低リスクである．
　c．140～149/90～99 mmHgで予後影響因子がない場合は低リスクである．
　d．160～169/100～109 mmHgで年齢65歳以上，男性の場合は高リスクである．

10：エ
　b．久山町スコアの予測モデルの年齢区分は40～79歳となっている．
　c．LDL-Cの管理目標は，低リスクは<160 mg/dL，中リスクは<140 mg/dL，高リスクは<120 mg/dLである．

11：b
　a．空腹時血糖250 mg/dL以上や尿ケトン中等度以上の場合は運動療法を禁止あるいは制限したほうがよい．
　c．Ⅱ型糖尿病の成因はインスリン分泌低下とインスリン感受性の低下の両者で生活習慣が関与している．
　d．糖尿病の有病率は女性より男性のほうが多い．

12：b
　a．低強度とは最高心拍数の37～45％またはAT値未満の運動をいう．
　c．中強度とは心拍数予備能（HRR）の40～59％の運動をいう．
　d．超低強度とは％peak $\dot{V}O_2$の37％未満の運動をいう．

13 : a
 b．ロコモ 25 で 16 点は特定高齢者相当である．
 c．立ち上がりテストは 10 cm，20 cm，30 cm，40 cm の 4 種類の台から片脚または両脚で立ち上がれるか調べる．
 d．サルコペニアは進行性および全身性の骨格筋肉量および骨格筋力の低下と定義されている．

14 : a
 b．SpO$_2$ が 90％未満となった時点
 c．年齢別最大心拍数 85％以上となった時点
 d．ボルグ CR-10 スケールで 7〜9 となった時点

15 : b
 a．食塩は 1 日当たり男性 9 g 未満，女性 7.5 g 未満を目標とする．
 c．飲酒は，アルコール量換算で 1 日約 23 g までとする．
 d．野菜，果物を 1 日 400 g 以上摂取する．

16 : d
 a．認知症の 7〜8 割はアルツハイマー型認知症と脳血管性認知症およびそれらの混合型認知症である．
 b．正常な認知機能から認知症に転化していく過程で認知症の診断がつくまで 5〜10 年（平均 6〜7 年）の期間がある．

17 : イ
 a．運動時には肺の酸素交換能力が向上する．
 d．運動時には肺血流量が増加する．

18 : エ
 b．心拍数は交感神経によって制御される．
 c．静止状態では心拍数は安定している．

19 : エ
 b．運動時には非活動組織への血流が減少する．
 c．副交感神経は血管の収縮には関与しない．

20 : ア
 c．交感神経系の活性化により血圧が上昇する．
 d．副交感神経系の活性化により心拍数が低下する．

21 : ア
 c．タイプⅠ筋線維はミトコンドリア密度が高い．
 d．タイプⅡ筋線維は酸化能力が低い．

22 : ア
 c．インスリンは運動時に分泌が低下する．
 d．グルカゴンは運動時に血糖値を上昇させる．

23 : ウ
 a．運動後には一部の免疫機能が低下することがある．
 b．適度な運動後には免疫機能が維持または向上する．

24 : ア
 c．寒冷環境では代謝率が増加することがある．
 d．寒冷環境では血管が収縮しやすい．

25 : ウ
 a．物体が動き出すと物体の速度に関係なく摩擦抵抗の大きさは一定であることが多い．

b．質量の物体の加速度は力の方向に生じ，力の大きさに比例する．

26：b
　a．力学的仕事は加えた力の移動方向の成分と力の作用点の移動距離との積で表す．
　c．筋の力学的仕事を筋が消費した化学的エネルギーの量とみなすことはできない．
　d．熱エネルギー➡弾性エネルギー

27：b
　a．二次元➡三次元
　c．第一要因➡第二要因
　d．同じ筋張力を発揮した場合，モーメントアームが長いほうが発揮できるトルクは大きい．

28：ア
　c．直列➡並列
　d．人体筋の場合，筋腱相互作用によって筋線維の長さ変化と筋腱複合体の長さ変化が一致しない．

29：エ
　b．前後方向の減速と加速の相の力積が同じであれば1歩の歩行速度は一定となる．
　c．大腿四頭筋➡大殿筋，大腿二頭筋

30：c
　a．5〜6℃➡2〜3℃
　b．重力より浮力のほうが大きければ水中にある身体は上昇する．
　d．平泳ぎのプルでは揚力成分が大きいといわれている．

31：ア
　c．全面性の原則
　d．漸進性の原則

32：ア
　c．神経系の改善効果は高いが，筋肥大効果は低い．
　d．筋力増強および筋肥大効果を期待できる．

33：ウ
　a．優れる．
　b．筋量における差としてとらえることもできる．

34：イ
　a．上昇する．
　d．レベリングオフが確認されなくても RER，心拍数と運動後の血中乳酸濃度により，最大酸素摂取量と認定することもある．

35：イ
　a．理学療法士や作業療法士が担当する．
　d．医療サイドとの連携がとれていることが望ましい．

36：エ
　b．変化が大きい➡変化が小さい．
　c．ローレル指数➡身長充実指数

37：イ
　a．絶対的禁忌
　d．絶対的禁忌

38：エ
　b．20歳代
　c．最大酸素摂取量の低下

39：ウ

a．約 5～10% 程度が緩やかに減少する．

b．サルコペニア

40：d

喫煙，高血圧症，脂質異常症は三大冠危険因子である．

41：ウ

a．オーバートレーニング症候群の発見には POMS 試験が有意義な方法と考えられている．

b．過換気症候群では動脈中の炭酸ガス分圧を低下させ，血中 pH が高値となる．

42：ア

c．橈骨遠位端部骨折は青壮年に少なく，小学生や高齢者に多い．

d．ボクシングや空手では中手骨頸部骨折が生じやすい．

43：エ

b．骨粗鬆症の素因にある腰椎圧迫骨折は圧迫の変形が徐々に進行する．

c．変形性股関節症→大腿骨頸部骨折

44：ウ

a．5～15% 低い値を示す→5～15% 高い値を示す．

b．30～40% 低い値を示す→30～40% 高い値を示す．

45：d

a．内側→外側

b．中指の第 1 関節→人差し指の第 2 関節

c．左右 3 回以上→左右交互に 2 回ずつ

46：c

a．最大心拍出量→最大 1 回拍出量

b．最高心拍数も低下する．

d．200 → 220

47：ウ

a．通所型→訪問型

b．訪問型→通所型

48：d

a．日本人の皮下脂肪は欧米人に比べて体幹部に多く，大腿部に少ない．

b．皮下脂肪の割合は大腿，下腿，上腕については女性のほうが男性より大きい．

c．大きな増加がみられる→大きな増加はみられない．

49：エ

b．安全のために，低い強度から段階的に運動強度を上げていく．

c．ウォームアップは全運動時間の 5～15% が適当である．

50：エ

b．ストレッチングは呼吸を止めると血圧が上昇するので，息を止めず，自然な心地よい呼吸を心がける．

c．関節可動域は人によって差があるので，人と比べない．

51：イ

b．［予測最高心拍数＝220－年齢］

c．［目標心拍数＝（予測最高心拍数－安静時心拍数）×運動強度（%）＋安静時心拍数］

52：ア

c．インストラクターは動きを教えるにあたって，その動きの見本を自ら行ってみせなければならない．

d. 参加者に運動を継続したいという気持ちを抱かせるような楽しい内容構成と指導を工夫する必要がある.

53：イ
a. 伏し浮き→ダルマ浮き
d. 大きい→小さい

54：d
筋肥大効果も大きい→効果は減じる.

55：ア
c. 円背を予防するには，主要姿勢筋群の筋力を保持することが重要となる.
d. 加齢による姿勢変化は，歩行姿勢の変化にもつながる.

56：エ
b. はさみで衣服を切るなど，傷病者の胸から衣服を取り除く. 電極パッドは直接，身体に貼りつける.
c. 救急隊の除細動器に変更するまで，電極パッドは剥がさず，電極も貼ったままにしておく.

57：b
a. 上肢では手指，下肢では足関節に多い.
c. スポーツ種目別にみると，アメリカン・フットボールが最も発生率が高い.
d. 体操の倒立や柔道の関節技などでよくみられる→スキーやラグビーの転倒時に起こる. 体操の倒立や柔道の関節技などでよくみられるのは，肘の脱臼である.

58：イ
a. フリーウエイトは落下による事故の危険がある. 安全性が高いのは，マシントレーニング.
d. 水中運動は水の抵抗によってさまざまなトレーニングが工夫できるが，負荷量の設定は困難である.

59：ア
c. 右手，左手，右足→右手，左手，左足.
d. 相対湿度は50〜60％が適当とされる.

60：ウ
a. がん→心血管疾患
b. がん→心血管疾患

61：イ
a. 高血糖→低血糖
d. 影響する薬剤→影響することのない薬剤

62：イ
a. 減量効果を高めるには，運動強度は低くてもよいので，運動時間を長くすることが肝要である.
d. 20％減→5〜10％減

63：ア
c. フレイル→サルコペニア
d. 遅筋線維→速筋線維

64：ウ
a. かかりつけ医への問い合わせなどを考慮する.
b. 相対的禁忌では検査中に事故の発生リスクが高いので，注意深い監視や，低い運動強度での中止などが必要である.

65：ア

- c．酸素摂取量→換気量
- d．換気量→酸素摂取量

66：c

- a．外発的動機づけは，調整スタイル別に「外的調整」「取り入れ的調整」「同一化的調整」「統合的調整」の4段階に分けることができる．このうち，外的調整以外は，行動の価値を理解したり重視したりするので，単純な賞罰（ほうびと罰）のみで行動するわけではなくなる．
- b．具体的な計画がないと，バリア要因（行動を妨害するもの）に対処することや，いつ・どこでやればよいかなどが決められず，行動を起こしにくい．
- d．どのステージにいても行動の中断は起こる可能性がある．

67：c

- a．引継ぎをスムーズに行うために，運動プログラムをマニュアル化することが推奨されている．
- b．動機づけ面接法では，運動をしたい気持ちとしたくない気持ちの両方があること（両面感情という）に気づかせて，その解決を支援する．
- d．コンサルテーションでも信頼関係（ラポール）をつくることは大切である．

68：b

- a．友人やトレーナーと一緒に運動をしたり，運動するグループが多い地域に住んでいたりするほうが抑うつリスクを軽減させる．
- c．テレビ視聴は座位行動の1つであり，抑うつリスクをはじめとする健康への悪影響が指摘されている．
- d．精神科医など専門家との相談が必要であるが，週150分の中等度強度の身体活動が，うつ病の予防や症状の軽減につながったという報告がある．

69：c

- a．バンデューラは社会的認知理論を提唱した．交流分析はバーンが提唱した．
- b．動機づけ面接法では，支援者が答えを与えるのではなく，来談者が問題を模索し，自分で解決することを助ける．
- d．体温上昇や発汗がみられ，少し疲れた程度ならば，運動が良性ストレスになる．

70：c

- a．12週間で5回までに限定される．それ以降の治療は自費診療になる．
- b．主流煙は吸い口のフィルターを通しているので，直接燃えている箇所から出る副流煙より有害物質の含有量が少ない．
- c．正しい．運動習慣は禁煙や食事バランスなどの健康習慣にもつながりやすい．
- d．同じ問題がある人たちの支え合いをピアサポートという．禁煙の大変さや世間の厳しい目を体験しているので，共感し合える利点がある．

71：c

- a．「危険同定」：危害要因を確認する．
- b．「危害特性の明瞭化」：有害作用の本質を定量的，定性的に明らかにする．
- d．「リスク特性の明確化」：特定集団に起こる有害作用の発生率を明らかにし，リスクがどのようなものであるか明確にする．

72：ウ

- a．二糖類分解酵素は二糖類を単糖に分解する．
- b．膵液アミラーゼは多糖類を少糖類やα−限界デキストリンに分解する．

73：ウ

a ．β－カロテンは植物性食品から供給される．

b ．「プロトロンビンやその他の血液凝固因子を活性化」→この作用はビタミン K である．

74：イ

a ．血清アルブミン値が 3.0 g/dL 未満

d ．体重減少が，6ヵ月に 10％以上

75：エ

b ．栄養成分表示の義務表示事項は，たんぱく質，脂質，炭水化物，エネルギー，ナトリウムの 5 つである．

c ．栄養成分表示は，加工食品および添加物に義務づけられた．

検印省略

**健康運動指導士試験
パーフェクト予想問題集**
定価（本体 3,000円＋税）

2025 年 4 月 24 日　第 1 版　第 1 刷発行

編　者　野田　哲由・仲　立貴
　　　　　（のだ　てつよし）（なか　たつき）

発行者　浅井　麻紀

発行所　株式会社 文 光 堂
　　　　〒113-0033　東京都文京区本郷7-2-7
　　　　TEL（03）3813 - 5478（営業）
　　　　　　（03）3813 - 5411（編集）

© 野田哲由・仲 立貴, 2025　　　　　　　印刷・製本：藤原印刷

ISBN978-4-8306-5201-1　　　　　　　Printed in Japan

・本書の複製権，翻訳権・翻案権，上映権，譲渡権，公衆送信権（送信可能化権
　を含む），二次的著作物の利用に関する原著作者の権利は，株式会社文光堂が
　保有します．
・本書を無断で複製する行為（コピー，スキャン，デジタルデータ化など）は，
　私的使用のための複製など著作権法上の限られた例外を除き禁じられています．
　大学，病院，企業などにおいて，業務上使用する目的で上記の行為を行うことは，
　使用範囲が内部に限られるものであっても私的使用には該当せず，違法です．
　また私的使用に該当する場合であっても，代行業者等の第三者に依頼して上記
　の行為を行うことは違法となります．
・|JCOPY|〈出版者著作権管理機構 委託出版物〉
　本書を複製される場合は，そのつど事前に出版者著作権管理機構（電話03-
　5244-5088, FAX 03-5244-5089, e-mail : info@jcopy.or.jp）の許諾を得てください．